Dr. med. Wolfgang Franz
Robert Schäfer

Kniearthrose

Dr. med. Wolfgang Franz
Robert Schäfer

Kniearthrose

Vorbeugung
Behandlung
Heilung

HERBIG
Gesundheitsratgeber

Die Ratschläge in diesem Buch sind von Autoren
und Verlag sorgfältig geprüft, dennoch kann keine
Garantie übernommen werden. Jegliche Haftung der
Autoren bzw. des Verlages und seiner Beauftragten
für Gesundheitsschäden sowie Personen-, Sach- und
Vermögensschäden ist ausgeschlossen.

Besuchen Sie uns im Internet unter
www.herbig-verlag.de

2. aktualisierte Auflage 2010

© 2008 F. A. Herbig Verlagsbuchhandlung GmbH, München
Alle Rechte vorbehalten
Umschlaggestaltung: Wolfgang Heinzel
Lektorat: Gabriele Berding
Illustrationen: Ulrike Brugger, München
Herstellung und Satz: VerlagsService Dr. Helmut Neuberger
& Karl Schaumann GmbH, Heimstetten
Gesetzt aus 10,5/13,5 Optima
Druck und Binden: Print Consult, Grünwald
Printed in the EU
ISBN 978-3-7766-2586-8

Inhalt

Vorwort

Warum es sich bei der Kniearthrose um eine Volkskrankheit handelt, wird beim Blick auf die Statistik schnell deutlich. So sind von einer Arthrose rund 10% der Bevölkerung betroffen, mithin leiden rund acht Millionen Menschen unter einem Verschleiß ihrer Gelenke. 90% aller Menschen, die älter als 65 Jahre alt sind, plagen sich damit herum. Der Knorpelverschleiß ist jedoch keine Domäne des Alters, bereits 17% aller 34-Jährigen leiden ebenfalls unter Arthrose. Am häufigsten klagen die Betroffenen über kaputte Knie, aber auch die Hüftgelenkarthrose ist weit verbreitet.

Bei Arthrose sind über 200 Therapien auf dem Markt. Wer als Patient in dieser Situation nicht richtig informiert ist, läuft Gefahr, aufs falsche Pferd zu setzen und auf wenig hilfreiche Ansätze zu vertrauen. Mitunter wird dieses Vertrauen sogar ausgenutzt und die Betroffenen zahlen viel Geld für wenig Wirksames.

Dagegen nimmt dieses Buch eine medizinisch fundierte Auswahl der wirklich gesicherten Behandlungsmöglichkeiten vor. Es erklärt die verschiedenen Therapiemöglichkeiten und beschreibt, für welche Patientengruppen sie gut geeignet sind.

Die Arthrose ist ein ganz komplexer Vorgang und manchmal kann man den wellenförmigen Verlauf nicht sehr gut beeinflussen. In einer solchen Situation geht es vor allem darum, die Schmerzen zu lindern. Grund-

10% der Bevölkerung sind von einer Arthrose betroffen

In diesem Buch werden wirklich gesicherte Behandlungsmöglichkeiten vorgestellt

11

Grundsätzliche Hilfe in Form eines multimodalen Ansatzes

sätzliche Hilfe ist natürlich dennoch möglich, und zwar in Form eines multimodalen Ansatzes. Multimodal bedeutet, dass sich die Behandlung aus verschiedenen Bausteinen zusammensetzt. Wichtige Elemente sind die Aufklärung des Patienten über die Arthrose, Informationen über den weiteren Krankheitsverlauf, die Darstellung der verschiedenen Behandlungsmöglichkeiten und – ganz wichtig – was die einzelnen Therapien vom Patienten selbst an Eigeninitiative verlangen. Der vorliegende Ratgeber macht hierzu eine klare Aussage. Kein Arzt der Welt kann einem Patienten, der zur Gesundung nur wenig beitragen mag, die Arthrose nehmen, weder mit Medikamenten noch mit Operationen. Die Betroffenen selbst müssen sich auf den Weg machen, sich aktiv an ihrer Genesung beteiligen, damit sich ihr Zustand bessert.

Die Diagnose Arthrose muss heute keinen Betroffenen mehr hoffnungslos stimmen

Die Diagnose Arthrose muss heute keinen Betroffenen mehr hoffnungslos stimmen. Mittlerweile steht eine ganze Fülle an erprobten Behandlungsverfahren zur Verfügung. Hierbei wird das gesamte Spektrum von sanfter Naturmedizin bis hin zu modernen Operationsmethoden abgedeckt.

Kurze Gebrauchsanleitung für dieses Buch

Weil Arthrose eine vielschichtige Erkrankung ist und die Behandlung sich aus zahlreichen Elementen zusammensetzt, gibt es in diesem Buch viele Querverweise. Nutzen Sie sie und blättern Sie viel vor und zurück. Dann werden Sie den größten Gewinn aus diesem Ratgeber ziehen.

Das wahre Wundermittel gegen Arthrose

Bitte begegnen Sie jedem mit größter Skepsis, der Ihnen »das einzig wahre Wundermittel gegen Arthrose« verspricht. Einer medizinisch-wissenschaftlichen Überprüfung halten solche Versprechungen nicht stand, denn was auch immer Ihnen angeboten wird: Diese Wundermittel gibt es nicht. Die Menschen sind einfach viel zu verschieden, als dass eine einzige Therapie für jeden Betroffenen jederzeit zum Ziel führen könnte.

Wundermittel gibt es nicht

Das einzig wahre und echte Wundermittel gegen Ihre Beschwerden sind Sie selbst. Sie ganz alleine haben die Macht, gegen Ihre Beschwerden etwas zu tun und Besserung zu erzielen. »Wer sich entschließen kann, besiegt den Schmerz«, lautet ein Zitat von Johann Wolfgang von Goethe. Der Dichterfürst hat recht, denn am Anfang jeder Therapie steht der Entschluss des Patienten, etwas zu tun. Dies ist die wichtigste Voraussetzung für eine gute Behandlung. Das Wundermittel besteht aus vier Elementen: Akzeptieren – Informieren – Agieren – Durchhalten.

Nur wenn Sie die unangenehme Tatsache akzeptieren, dass Sie Arthrose haben, können Sie daran etwas ändern. Als nächsten Schritt empfehlen wir das Sammeln aller wichtigen Informationen über die Erkrankung und die erfolgreichen Therapiemethoden. Danach sollten Sie selbst ins Tun kommen und agieren. Weil Heilung Zeit braucht, ist schließlich das Durchhalten ein wichtiger Erfolgsfaktor.

Der erste Schritt: Akzeptieren, dass Sie Arthrose haben

Online-Sprechstunde

Wir bieten Ihnen an, Ihre Fragen zur Kniearthrose per E-Mail an Dr. Wolfgang Franz zu richten. Die E-Mail-Adressen lauten: *franz@lutrinaklinik.de* sowie *franz@ gelenkzentrumpfalz.de*. Er wird sich bemühen, innerhalb kürzester Zeit zu antworten. Bitte beachten Sie, dass diese ersten Hinweise von Dr. Franz quasi eine Art »Ferndiagnose« darstellen und Ihnen eine erste Orientierung geben können. Bei ernsten Beschwerden können sie keinen Arztbesuch ersetzen. Wir möchten Sie auf das Online-Gästebuch der Lutrina Klinik Kaiserslautern verweisen, in dem Sie zahlreiche Erfahrungsberichte von Patienten finden *(www. lutrinaklinik.de)*.

Wenn Ihnen, liebe Leserin und lieber Leser, das vorliegende Buch hilft, Kniearthrose zu vermeiden, oder es Sie dabei unterstützt, Ihre Kniebeschwerden in den Griff zu bekommen, dann haben Sie und wir ein schönes Ziel erreicht.

Dr. Wolfgang Franz   Robert Schäfer

Fachliche Unterstützung

In diesem Kniearthrose-Ratgeber wird ein multimodaler Ansatz vertreten. Einige der dargestellten Module wurden von externen Fachfrauen und -männern beigesteuert oder die Autoren wurden in konzeptioneller Hinsicht von den hier Genannten unterstützt:

Externe Fachleute trugen zu diesem Buch bei

Christina Adler-Schäfer, Diplom-Psychologin, Viernheim

Dr. Alfred Baur, Gelenkzentrum Pfalz, Kaiserslautern

Dr. Johanna Michel, Dr. Hermann Schmidt und Jutta Schultis vom MVZ Medizinisches Versorgungszentrum für interdisziplinäre Schmerztherapie, Neustadt an der Weinstraße

Gunter Röhrig, Inhaber zweier Praxen für Krankengymnastik in Carlsberg-Hertlingshausen und in Weisenheim am Berg

Tamara Ruzek, Orthomolekulare und Komplementär-Medizin

Dr. Thomas Schmidt, Orthopädische Gemeinschaftspraxis Ortho 1a, Ludwigshafen am Rhein

Ihnen allen sei an dieser Stelle für die wertvolle Unterstützung gedankt.

Was ist Arthrose?

Faszination Knorpel, Faszination Knie

Hält bis zu 1000 Kilo Druck aus

Im gesunden Knie sind, wie in jedem anderen Gelenk, die gegenüberliegenden Knochenbereiche von Knorpel überzogen. Es ist ein faszinierendes Material, welches die Natur hervorgebracht hat. Knorpel besteht zu 80% aus Wasser (der Rest sind zum großen Teil sogenannte Kollagenfasern) und trotzdem kann der Knorpel extreme Belastungen aushalten. Pro Quadratzentimeter – das sind lediglich vier kleine Kästchen auf einem Blatt karierten Papiers – kann der Knorpel einen Druck von 150 Kilogramm wegstecken. Kommt ein normalgewichtiger Mensch nach einem Sprung wieder auf dem Boden auf, muss sein gesamtes Knie rund 1000 Kilogramm abfangen.

Landet ein übergewichtiger Zeitgenosse nach einem Sprung auf seinen Füßen, ist die Belastung noch höher. Auch wenn Übergewichtige nicht ständig springen und hüpfen, setzen sie ihren Knorpel unter vermehrten Stress. Das Knie muss einem höheren Druck widerstehen, als von der Natur aus vorgesehen. Von ihrer Bauart her sind Knorpel und Knie nicht für andauernde Überlastungen geschaffen.

Forschungsergebnisse und die Beobachtungen in der täglichen Knie-Sprechstunde stützen die These, wo-

Knorpel und Knie sind nicht für andauernde Überlastungen geschaffen

nach bei Übergewichtigen das Körpergewicht der größte Stressfaktor fürs Knie ist. Ihre Knie sind denselben Belastungen ausgesetzt wie die von Normalgewichtigen, wenn sie ständig und ohne Pause Leistungssport betreiben würden.

Es gleitet und glitzert

Neben der großartigen Pufferwirkung verfügt Knorpel über eine einzigartige Gleitfähigkeit, die der von Eis auf Eis entspricht. Es gibt wohl kaum einen Materialkontakt, bei dem es besser »flutscht«, und bei dem Satz: »Das läuft ja wie geschmiert« sollte man zuallererst an einen gesunden Knorpel denken.

Trotz aller Erfolge in der Erforschung und Entwicklung neuer Stoffe wie z.B. des Teflons existiert bislang noch kein von Menschenhand geschaffenes Material, das diese hohe Belastbarkeit in Kombination mit der extremen Gleitfähigkeit aufweist. Wenn Ärzte im Rahmen einer Arthroskopie mit einer Minikamera ins Knie hineinschauen und der Knorpel gesund ist, offenbart sich ihnen ein fantastisches Bild. Es ist wie das Betrachten einer riesigen Gletscherwand im Gebirge. Alles ist schneeweiß und von höchster Reinheit. Fast hat man den Eindruck, als ob es glitzert und funkelt, denn der Knorpel ist von einem zarten Flüssigkeitsfilm überzogen.

Knorpel – hohe Belastbarkeit in Kombination mit extremer Gleitfähigkeit

Ein ganz anderes Bild dagegen zeigt sich beim Blick in ein von Arthrose gezeichnetes Knie. Hier ist von der ursprünglichen Anmut nichts mehr übrig. Der beschädigte und ausgefranste Knorpel sieht aus wie ein ungepflegter Flokati mit vielen dunkelbraunen Flecken oder er gleicht einer von Schlaglöchern übersäten alten Straße.

Der Knorpel braucht Bewegung

Der gesunde Knorpel glitzert zwar wie Schnee, ist jedoch wesentlich flexibler als Eis. Er lässt sich zusammendrücken und geht bei Entspannung wieder auseinander. Hinsichtlich der Versorgung mit Nährstoffen weist das Knorpelgewebe eine Besonderheit auf. Alle anderen Organe des Körpers werden über das Blut direkt beliefert. Der Knorpel jedoch bekommt seine lebenswichtigen Stoffe aus der Synovialflüssigkeit, die ihn umgibt. Nun dringen die Nährstoffe aber nicht von selbst in den Knorpel ein. Sie müssen vielmehr »hineingewälkt« werden. Vom Kuchenbacken ist diese Bewegung bekannt, so gelangt das Mehl in den Teig. Nur wenn der Knorpel also ordentlich durchgewalkt wird, kann er sich gut ernähren. Deshalb ist ausreichende Bewegung das A und O für ein gesundes Knie.

Nährstoffe dringen nur über Bewegung in den Knorpel ein

Aufbau des Kniegelenks

Das Kniegelenk ist mit der bereits oben erwähnten Synovialflüssigkeit gefüllt. Umgangssprachlich nennt man diese Substanz auch Gelenkschmiere. Diese Bezeichnung sagt schon alles über die wichtige Funktion aus. Die Gelenkschmiere ist in der Gelenkkapsel eingelagert, die das gesamte Gelenk umgibt. Ausgekleidet ist die Gelenkkapsel mit einer speziellen Schleimhaut, die die Synovialflüssigkeit herstellt.

Im Kniegelenk treffen der untere Teil des Oberschenkelknochens und der obere Teil des Schienbeins aufeinander. Im Gelenkbereich sind die Knochen von Knorpel überzogen. Im inneren Bereich des Knies (also dort, wo sich die Knie berühren können) und im äußeren Teil befindet sich jeweils ein Meniskus. Er besteht aus fes-

19

tem Faserknorpel und erinnert in seiner Form an einen Halbmond oder ein »C«. Der Meniskus puffert Stöße mit ihrem enormen Druck ab. Außerdem gibt er dem Knie bei seinen verschiedenen Bewegungen Halt.

Auf der Vorderseite des Knies befindet sich die Kniescheibe. Sie wird von der Sehne des Oberschenkelmuskels getragen, wo sie zur Kraftübertragung beim Strecken dient. Außerdem schützt sie das empfindliche Innenleben des Knies.

Aufbau des Kniegelenks

In der Mitte des Knies liegen zwei sich überkreuzende Bänder, die folgerichtig Kreuzbänder heißen. Es gibt hiervon ein hinteres und ein vorderes. Die Kreuzbänder sind für die Stabilität des Gelenks sehr wichtig. Großen Halt geben ferner das innere und das äußere Seitenband. Häufig unterschätzt wird die Bedeutung gut ausgebildeter Beinmuskeln. Sie unterstützen die Knie, geben Halt und Stabilität.

Knorpelverschleiß in drei Stadien

Die Gene, Übergewicht, fehlende oder falsche Bewegung, ständige Fehlbelastung oder Verletzungen – viele Faktoren können dazu führen, dass der Knorpel im Kniegelenk angegriffen wird. Lange Zeit spürt der Betroffene davon gar nichts. Erst wenn der Verschleiß einen gewissen Punkt erreicht hat, macht er sich schmerzhaft bemerkbar.

Der Knorpel im Kniegelenk wird durch verschiedene Dinge belastet

Die Gelenkerkrankung Arthrose (von griechisch: arthros = Gelenk) wird in verschiedene Stadien unterteilt. In diesem Buch haben wir uns für die Dreiteilung leicht – mittel – schwer entschieden. Bei einer leichten Arthrose ist der Knorpel aufgeweicht. In der mittleren

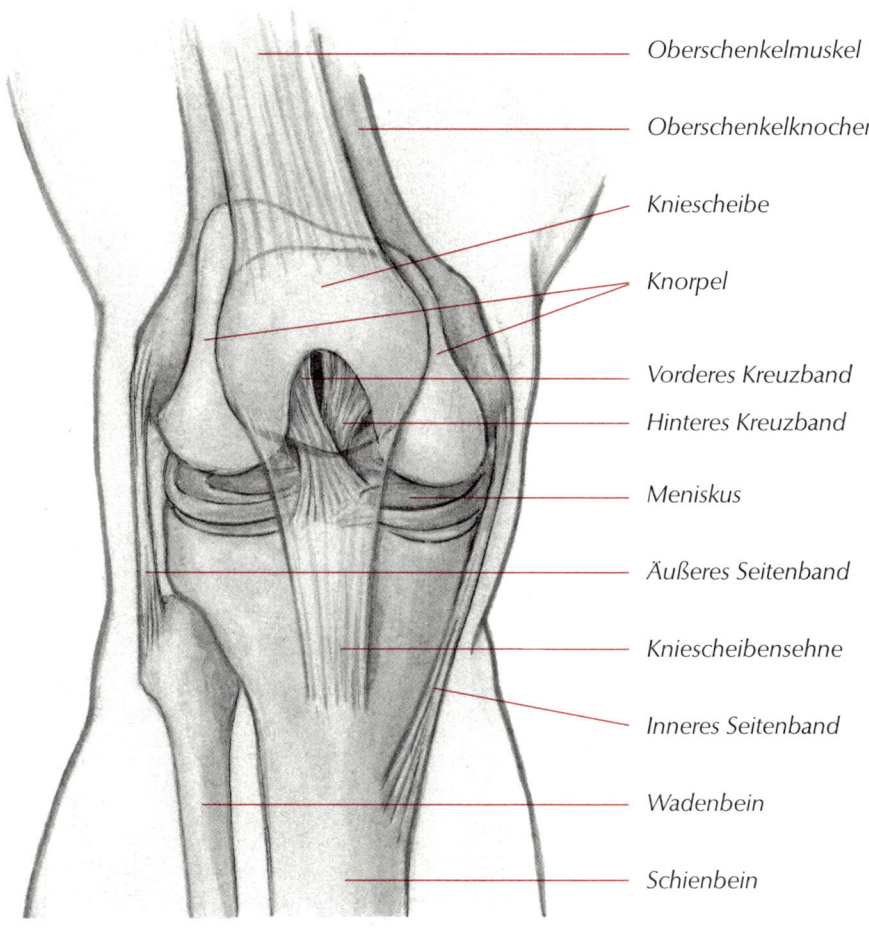

Der Aufbau des Knies

Oberschenkelmuskel

Oberschenkelknochen

Kniescheibe

Knorpel

Vorderes Kreuzband

Hinteres Kreuzband

Meniskus

Äußeres Seitenband

Kniescheibensehne

Inneres Seitenband

Wadenbein

Schienbein

Phase ist das Gewebe ausgefranst, der Knorpel sieht aus wie das Fleisch von Krabben. Deshalb heißt im Englischen dieser Zustand »Crab Meat«. Bei einer schweren Arthrose hat der Knorpel bereits deutliche Dellen

21

oder Schlaglöcher. Im schlimmsten Fall fehlt die Gleit-schicht total, dann liegt eine Knochenglatze vor.

Eine Arthrose verläuft in Schüben oder Wellen. Die Phasen der Schmerzfreiheit nennt man »stumme Arthrose«. Hat sich das Gewebe entzündet, spricht man von »aktivierter Arthrose«.

Ursachen der Arthrose: Primäre Arthrose

Man vermutet die Ursache der Arthrose in den Genen

Von einer primären Arthrose spricht man, wenn man die Ursache für die Erkrankung in den Genen vermu-tet. Ohne äußeren Anlass machen sich im Laufe des Lebens die negativen Folgen bemerkbar. Da in den Genen ein Teil der Ursachen für die Entstehung von Arthrose vermutet wird, verspricht sich die Forschung von der Weiterentwicklung der Gentherapie einiges, um den Knorpelverschleiß wirksam bekämpfen zu können.

Ursachen der Arthrose: Sekundäre Arthrose

Eine sekundäre Arthrose hängt mit unserem Lebensstil zusammen

Für eine sekundäre Arthrose ist man, im Gegensatz zur genetisch bedingten primären Arthrose, meistens selbst verantwortlich. Es sind die Faktoren, die viel mit unserem Lebensstil, der Berufswahl, den Ernährungs-gewohnheiten oder dem Freizeitverhalten zu tun haben.

Übergewicht und Bewegungsmangel

Es ist eine mittlerweile gesicherte Erkenntnis, dass Übergewicht auch bei einem völlig gesunden Kniegelenk Arthrose auslösen kann. Im Unterschied zur zeitlich befristeten Überlastung des Gelenks durch das Heben schwerer Lasten oder übertriebenen Freizeitsport setzen Übergewichtige ihre Knie permanent unter Stress.

Während sie selbst zu viele Kilos mit sich herumtragen, hier also ein Überfluss vorliegt, herrscht im Kniegelenk die sprichwörtliche Dürre: Weil sich Pfundskerle und -frauen meist zu wenig bewegen, verhungert ihr Knorpel. Er ist chronisch unterversorgt, da die Nährstoffe aus der Synovialflüssigkeit (siehe Seite 19) nicht in ihn »hineingewalkt« werden.

Bewegungsmangel ist nicht nur für Übergewichtige ein Risikofaktor. Auch normalgewichtige Zeitgenossen neigen zu Passivität und gehen in eine ungesunde Schonhaltung. Dies kann der Beginn einer unerquicklichen Entwicklung sein, denn schlanke Menschen sind vor Arthrose nicht gefeit.

Übergewichtige setzen ihre Knie permanent unter Stress

Der kindliche Knickfuß

Zahlreiche Eltern machen sich Sorgen, wenn sie bei ihren jungen Kindern Knickfüße feststellen müssen. Hierbei knickt die Ferse nach innen ein, während sich der vordere Teil des Fußes nach außen dreht. Dieses Phänomen kommt bei vielen Jungen und Mädchen vor. Doch der kindliche Knickfuß gehört bei vielen Menschen zum normalen Entwicklungsprozess dazu. Er verschwindet in den meisten Fällen von ganz allein und gibt erst im Alter zwischen acht und zehn Jahren

23

Anlass, sich um eine Behandlung zu kümmern. Das zu frühe Gegensteuern mit Einlagen ist auf jeden Fall der falsche Weg, weil dadurch die Fußmuskulatur nicht ausreichend aktiviert wird. Dies gelingt viel besser durch Barfußlaufen und Fußgymnastik.

Ein einfacher Test zeigt an, ob Handlungsbedarf besteht

Der Sprechstunden-Tipp

Haben sich zwischen dem achten und zehnten Lebensjahr die Fehlstellungen noch nicht normalisiert, sollten Eltern aktiv werden. Ein einfacher Test zeigt an, ob Handlungsbedarf besteht. Steht das Kind auf den Zehenspitzen, sollte sich das Fußgewölbe auf jeden Fall abzeichnen (d.h., man sollte das Fußgewölbe als Gewölbe erkennen können und nicht nur eine einheitliche Fläche sehen). Ansonsten ist über den Einsatz von Einlagen nachzudenken. Hierbei sollten auf jeden Fall nur flexible Modelle verwendet werden, die den Fuß nicht allzu sehr abstützen, sondern im Gegenteil fordern. Je mehr die Einlagen dem natürlichen Boden nachempfunden sind, umso besser. Starre Einlagen, die alles abstützen, werden dagegen die gewünschte Wirkung nicht erreichen. Ebenso wenig sind harte und feste Schuhe zu empfehlen.

Sofern die gewünschte korrigierende Wirkung von Fußgymnastik und flexiblen Einlagen nach einiger Zeit nicht eintritt, sollte gegengesteuert werden. Ansonsten können falsche Fußstellungen im Erwachsenenalter zu Problemen in den Knien, den Hüften und sogar der Wirbelsäule führen. Sind die konservativen Methoden alle ausgereizt, kann mit einem neuen schonenden Operationsverfahren schnell geholfen werden. Das

Verfahren heißt Arthrorise und es wird minimalinvasiv durchgeführt. Im unteren Bereich des Sprunggelenks setzt der Arzt eine Schraube aus Titan ein. Dies stabilisiert das untere Sprunggelenk und aktiviert die Muskulatur, was zu einer Wiederherstellung eines gesunden Fußgewölbes führt. Die Kinder können den Fuß in aller Regel sofort nach der Operation wieder belasten. Meistens ist ein Hartverband für zwei bis vier Wochen nötig. Spätere sportliche Aktivitäten sind durch den Eingriff nicht beeinträchtigt. Im Südeuropa ist Arthrorise seit langer Zeit ein gängiges Verfahren, das in den allermeisten Fällen zum Erfolg führt. Besonders geeignet ist es für Kinder zwischen dem achten und 13. Lebensjahr. Allerdings sollte der Eingriff nur von erfahrenen Operateuren durchgeführt werden.

Arthrorise – ein neues, schonendes Operationsverfahren bei kindlichem Knickfuß

Osteochondrosis dissecans (OD)

Vor allem körperlich aktive Kinder sind hiervon betroffen. Im Zuge dieser Störung werden gelenknahe Bereiche des Knochens nicht mehr ausreichend durchblutet und der Knorpel stirbt ab. Auch können sich einzelne Knorpelstücke lösen. Sie wandern als sogenannte Gelenkmaus im Knie umher, schädigen den Knorpel und können sich schlimmstenfalls einklemmen, wodurch das Knie blockiert. Die Beschwerden beginnen für die betroffenen Kinder erst im Laufe der Zeit, dann tut ihnen das Knie bei Belastung weh. Auch kann es zu Entzündungen und Anschwellungen (Erguss) kommen. Eine gründliche diagnostische Abklärung der Erkrankung ist absolut notwendig. Außerdem muss OD richtig ausheilen, damit sie keine Folgeschäden verursacht. Was viele Eltern und Kinder beruhigen wird: In den

Gelenknahe Bereiche des Knorpels werden nicht ausreichend durchblutet, der Knorpel stirbt ab

meisten Fällen heilt OD bei eingehaltener Sportpause (Karenz) wieder ganz von alleine aus. Nur in wenigen Fällen muss mit einer Operation nachgeholfen und die Durchblutung des Knochens wieder in Fahrt gebracht werden.

Fehlstellungen der Beine

Ausgeprägte X- und O-Beine stellen ein erhöhtes Arthrose-risiko dar

Ausgeprägte X- und O-Beine stellen ein erhöhtes Arthroserisiko dar, weil das Knie ungleichmäßig belastet wird. Doch Eltern sollten sich nicht zu früh sorgen. Die O-Beine von Babys verschwinden meistens wieder von selbst und gehen in leichte X-Beine über, wenn die Kleinen mit dem Laufen anfangen. Dieser Vorgang wird in ganz seltenen Fällen durch eine Skeletterkrankung des Babys wie z.B. Rachitis behindert. Am Ende des Wachstums stehen die meisten Jugendlichen recht gerade da.

Der Sprechstunden-Tipp
Es gibt einen einfachen Test für Eltern. Ist der Abstand zwischen den Kinderknien größer, als zwei Finger breit sind, sollten Sie mit Ihrem Kind wegen der O-Beine zum Arzt. Den gleichen Test für X-Beine machen Sie zwischen den Knöcheln.

Dringender Handlungsbedarf herrscht nur dann, wenn Ihr Kind unterschiedlich ausgeformte Beine hat. Wenn also ein Bein gerade und das andere deutlich gekrümmt ist, sollten Sie umgehend zum Spezialisten gehen. Hier liegt eventuell eine ausgerenkte Hüfte (Hüftluxation) vor oder die Knochenbildung beziehungsweise das Knochenwachstum ist gestört. Diese

Phänomene verschwinden nicht von selbst, sondern bedürfen der fachgerechten Behandlung.

Im weiteren Verlauf der Kindheit und des Jugendalters können X- und O-Beine durch eine Wachstumsstörung verursacht werden. Normalerweise verschließen sich die Wachstumsfugen am Ende der Knochen, sobald jemand ausgewachsen ist. Nicht bei allen Menschen gehen diese Fugen komplett zu. Ein Teil des Knochens wächst weiter, während der andere nicht länger wird. Dieser unvollständige Verschluss der Wachstumsfuge kann auch durch Knochenbrüche ausgelöst werden. Dass diese schief gewachsenen Knochen das Knie stärker als gewünscht belasten, ist offensichtlich.

Exkurs: Benachbarte Gelenke: Hüfte und Füße
(von Dr. Thomas Schmidt, Orthopädische Gemeinschafts-praxis Ortho 1a)

Das Knie ist Teil einer Bewegungskette

Bei der Entstehung von Kniearthrose können die benachbarten Gelenke in der Hüfte und den Füßen eine ganz entscheidende Rolle spielen. Neben dem Knie selbst gibt es drei weitere Hauptgelenke, die für die Bewegung des Beins wichtig sind: Hüfte, Sprunggelenk und Rückfuß sowie Vorfuß und Zehen. Auswirkungen aufs Knie haben sowohl biostatische (diese betreffen das Stehen ohne Last und ohne Bewegung) und biodynamische Faktoren (bei Bewegung). Um die Bedeutung der anderen Gelenke und Körperregionen für die Funktion des Knies zu verstehen, muss man den Blick auf die gesamte Funktionseinheit Bein richten. Das Knie ist in eine komplexe Bewegungskette eingebunden, die von den Füßen bis zur Hüfte reicht, und

Bei der Entstehung von Kniearthrose können die benachbarten Gelenke eine entscheidende Rolle spielen

27

es wird hierbei von Muskeln bedient, die auch andere Gelenke bewegen. Zwei Beispiele mögen diesen Sachverhalt veranschaulichen: Die Wade beugt das Knie, ist aber auch für die Streckung des Sprunggelenks im Fuß zuständig. Dagegen ist ein bestimmter Oberschenkelmuskel sowohl für die Hüftbeugung als auch für die Kniestreckung verantwortlich.

Biodynamische Faktoren

Weichteilverspannungen, auch muskuläre Dysbalancen genannt, sind häufig an anderen Stellen zu lokalisieren als am Knie, wirken sich jedoch negativ genau auf dieses Gelenk aus. Wenn zum Beispiel aus muskulärer Sicht an der Hüfte etwas nicht stimmt und hier eine Beugefehlstellung vorliegt, kann der Betroffene sein Knie nicht mehr richtig strecken und es kommt zu Fehlbelastungen.

Biostatische Faktoren

Falsche Kniebelastungen können durch Gelenkfehlstellungen an Hüfte und Fuß verursacht werden. Ist der Mensch von geradem Wuchs und nicht mit Fehlstellungen behaftet (was bei den wenigsten vorkommt), dann steht er im wahrsten Wortsinn im Lot. Ein Senkblei würde in diesem Fall senkrecht von der Hüfte durch die Knie bis zur Mitte des Fußes fallen. In diesem Idealfall ist das Knie gerade belastet, der innenliegende Teil des Gelenks und der äußere Bereich teilen sich jeweils 50% des abzufangenden Drucks. Doch bei zahlreichen Zeitgenossen gibt es – wenn auch nur minimale – Fehlstellungen, entweder an der Hüfte oder an den Füßen. Dann gerät die Statik aus dem Lot und ein Teil des Knies muss mehr Last abfedern als von

Falsche Kniebelastungen können durch Gelenkfehlstellungen an Hüfte und Fuß verursacht werden

Natur aus vorgesehen. Dies hat selbstverständlich negative Auswirkungen auf die Haltbarkeit des Knorpels im Knie.

Füße

Beim Knickfuß knickt die Ferse nach innen ein, während sich der vordere Teil des Fußes nach außen dreht. Im Kindesalter ist dieses Phänomen ziemlich weit verbreitet und wächst sich in aller Regel von selbst aus (siehe Seite 23). Ist der Mensch ausgewachsen und immer noch mit einem Knickfuß unterwegs, besteht Korrekturbedarf, um die Kniebelastung wieder zu harmonisieren.

Bei erwachsenen Menschen mit Knickfuß besteht Korrekturbedarf

Bei einem Knickfuß dreht die Beinachse nach außen und zieht quasi die Kniescheibe ebenfalls nach außen mit. Hierdurch wird die Last im Knie asymmetrisch verteilt. Beim Klumpfuß dagegen dreht die Beinachse nach innen, was ebenfalls zu ungleichen Kniebelastungen führt. Fußfehlstellungen können heute sehr gut mit modernen Einlagen behandelt werden.

Hallux valgus und Hallux rigidus

Der ausgeprägte Großzehenballen, auch Hallux valgus genannt, ist die häufigste Zehendeformation, mehr als ein Drittel aller Menschen in Deutschland über 40 Jahre ist davon betroffen, wobei Frauen viermal häufiger zu den Patienten zählen als Männer. Der Hallux valgus behindert die Betroffenen nicht nur beim Tragen modischer, meist eng geschnittener oder luftiger Schuhe (weil der Großzehenballen hier hervorlugt, was nicht so gut aussieht). Er ist darüber hinaus auch äußerst schmerzhaft. Oft ausgelöst durch zu enges Schuhwerk oder hohe Absätze, verschiebt sich der große Zeh vom

Die häufigste Zehendeformation – Hallux valgus

Grundgelenk aus. Es bildet sich nach außen hin ein schmerzhafter Ballen.

Bei einer leichten Ausprägung des Großzehenballens, also einem beginnenden Hallux valgus, empfiehlt der Orthopäde individuell angepasste Einlagen. Diese heben den Fuß leicht an und nehmen den Druck vom großen und kleinen Zeh. Hierdurch kann ein Fortschreiten der Verformung aufgehalten werden. Bei einem stärker ausgeprägten Großzehenballen können spezielle Hallufix-Bandagen helfen. Sie werden tagsüber im Schuh und auch nachts getragen und ziehen den großen Zeh nach innen. Neben diesen Behandlungen können die Betroffenen selbst dafür sorgen, die innenseitige Fußmuskulatur zu stärken. Hierfür bieten sich Massagen und Fußgymnastik an. Führen diese Behandlungsschritte nicht zum gewünschten Erfolg, sollte der Hallux valgus chirurgisch entfernt werden. Mittlerweile gibt es moderne OP-Verfahren, die ohne Versteifung des Gelenks zum Ziel führen. Mithilfe eines speziellen Implantats wird dabei der vergrößerte Winkel zwischen dem ersten und zweiten Mittelfußknochen anatomisch genau korrigiert, der große Zeh behält seine volle Funktion.

Wird der Hallux valgus nicht behandelt, kann es im Laufe der Zeit in dem betroffenen Gelenk zu einer Arthrose kommen. Dann spricht der Mediziner von Hallux rigidus. Der Name zeigt es an: Das Gelenk wird unbeweglich. Zwar spielt sich dieses Geschehen am Vorfuß ab, also weit vom Knie entfernt. Doch die Auswirkungen für das Knie sind deutlich. Durch den schmerzhaften Großzehenballen wird der Fuß mehr als bisher auf der äußeren Seite belastet. Über eine veränderte Belastung am Rückfuß wächst der Druck auf der Innenseite des Knies und auf der Außenseite der Hüfte.

Behandlungsmöglichkeiten beim Hallux valgus

Wird der Hallux valgus nicht behandelt, kann es zu einer Arthrose kommen

Sesambeine

An der Unterseite des Knochenstrangs des großen Zehs gibt es zwei kleine knöcherne Höcker, die Sesambeine. Knapp ein Drittel aller Menschen weisen hier eine Fehlbildung auf. Diese führt zu einer unbeabsichtigten Fehlbelastung des Fußes mitsamt des bereits mehrfach beschriebenen Dominoeffekts für Knie und Hüfte. Fehlgebildete Sesambeine können konservativ, also ohne Operation, mittels genau angepasster Einlagen behandelt werden.

Beinlänge

Selten sind das linke und rechte Bein beim Menschen exakt gleich lang. Innerhalb einer von Natur aus vorgegebenen Fertigungstoleranz macht dies auch nichts. Wenn die Differenz aber zu groß wird und zehn Millimeter oder mehr beträgt, steht der Betroffene erst einmal schief da. Der Körper versucht diesen Schiefstand auszugleichen, was für Knie, Hüfte und Wirbelsäule fatale Folgen hat. Eine gravierende Beinlängendifferenz sollte also unbedingt durch Einlagen ausgeglichen werden.

Eine gravierende Beinlängendifferenz sollte durch Einlagen ausgeglichen werden

Selbstdiagnose

Erste Hinweise auf folgenschwere Fehlstellungen kann man leicht selbst ausfindig machen. Stellen Sie sich einfach in kurzen Hosen und mit geschlossenen Beinen vor einen Spiegel und betrachten Sie Ihre Beine. Ist hier alles im Lot und läuft eine gedachte Linie gerade durch die Hüfte, die Knie und den Fuß oder haben Sie X- bzw. O-Beine?

O-Bein-Test
Stellen Sie sich so hin, dass sich die Knöchel berühren. Wenn der Abstand zwischen den Knien vier Zentimeter oder mehr beträgt, herrscht O-Bein-Alarm.

X-Bein-Test
Stellen Sie sich mit geschlossenen Knien gerade hin. Wenn jetzt Ihre Sprunggelenke vier Zentimeter oder mehr Abstand haben, sind Sie auf X-Beinen unterwegs.

Einen Hinweis auf unterschiedliche Beinlängen bekommen Sie, wenn Sie Ihre Hosen zum Kürzen beim Schneider hatten und er Ihnen berichtet, dass er unterschiedlich viel Stoff vom linken und rechten Hosenbein hat wegnehmen müssen.

Hüfte
Bei manchen Menschen ist von Geburt an der Schenkelhals-Schaftwinkel (CCD-Winkel) in der Hüfte verändert. Hier gelten 130 Grad als normale Größe, ist dieser Winkel kleiner, kommt es zu einer Varus-Fehlstellung (o-förmige Stellung), ist er steiler, ergibt dies eine Valgus-Fehlstellung (x-förmige Position). Der veränderte Winkel geht meist einher mit einer Drehung des Oberschenkelhalses nach vorne oder nach hinten. Durch Hüftfehlstellungen verändert sich die Statik des gesamten Beines. Auch hierdurch wird die Last in den Knien nicht wie gewünscht ausgeglichen verteilt, sondern es wird entweder die innere oder die äußere Seite zu stark belastet.

Durch Hüftfehlstellungen verändert sich die Statik des gesamten Beines

Sportverletzungen und Unfälle

Kreuzbandriss

Wenn das Knie wackelt, führt dies nach einigen Jahren unweigerlich zu einer Arthrose. Daher sollte jeder Kreuzbandriss repariert werden. Die Kreuzbänder sind für die Stabilität des Gelenks extrem wichtig. Auch wenn sich der Betroffene manchmal mit einem gerissenen Kreuzband relativ sicher bewegen kann, so finden doch minimale Verschiebungen statt, die nach einigen Jahren einen Knorpeldefekt nach sich ziehen. Aus diesem Grund sollte auch ein Kreuzbandriss bei Kindern behandelt werden. Hier birgt ein unbehandeltes Knies ein besonders hohes Risiko. Mitunter erlebt ein solches Gelenk den 30. Geburtstag nicht mehr und muss durch ein künstliches Exemplar ersetzt werden.

Wenn das Knie wackelt, führt dies nach einigen Jahren unweigerlich zu einer Arthrose

Der Sprechstunden-Tipp

Beim Spielen und Toben kann es passieren: Das Kreuzband reißt. Betroffen sind Kinder ab etwa acht Jahren. Deutliche Anzeichen sind: Das Knie knickt einfach weg oder fühlt sich »locker« an. Das Kind kann außerdem ungewohnte Stellungen mit dem Knie einnehmen und es zum Beispiel sehr stark verdrehen.

Nach einer Kreuzband-OP muss eine Gelenkschiene (Orthese) getragen werden. Diese wird mit Klettverschlüssen befestigt. In unserer Knie-Sprechstunde haben sich die Modelle des US-amerikanischen Herstellers DJO (DonJoy) bewährt. Die eigene Erfahrung wird durch Untersuchungen gestützt. Im kalifornischen

San Diego überprüften in einem gemeinsamen Test die Universitätsklinik und die Kinderklinik zehn Knieorthesen verschiedener Hersteller in punkto mechanische Belastbarkeit. Am Ende standen ausschließlich Orthesen von DJO auf dem Siegertreppchen. Patientenknie sind demnach mit DJO-Orthesen sehr gut geschützt und stabilisiert. Die Überprüfung hinsichtlich des Tragekomforts ergab zudem, dass die drei Testsieger am wenigsten rutschen und drücken (weitere Infos siehe Adressteil unter ORMED.DJO).

Knieprellung

Bei Sport und Spiel kann das Knie durch einen Gegenspieler einen heftigen Schlag bekommen. Übersteigt dessen Energie die Kraft von 150 Kilogramm, sind irreversible Schäden der Knorpelzellen (Chondrozyten) zu befürchten. Wird das betroffene Knie bei einer Kernspintomografie untersucht, kann man manchmal sogar ein Knochenödem am Schienbein erkennen.

Bei heftigen Schlägen aufs Knie sind irreversible Knorpelschäden zu befürchten

Die Knorpelzellen machen zwar nur 1–3% des Knorpelgewebes aus, sind aber für dessen Funktion existenziell. Haben sie nun den beschriebenen K.O.-Schlag bekommen, ist das wie beim Boxen: Der Kämpfer muss in der Folge geschont werden und darf keine weiteren Hiebe kassieren. So geht es auch dem Knie: Damit sich die Knorpelzellen regenerieren können, brauchen sie eine lange Pause. Sportkarenz und sechs Wochen Laufen mit Gehstöcken stehen auf dem Plan. Diese Behandlung ist die beste Arthrose-Vorsorge.

Verlust des Meniskus

Ist ein Meniskus durch einen Unfall, eine Sportverletzung oder durch Verschleiß so geschädigt, dass mehr als 50% entfernt werden müssen, wird's kritisch. Beim Überschreiten dieser Marke droht mittel- bis langfristig Arthrose, weil die stabilisierende Funktion des Meniskus entfällt.

Mit einem innovativen Operationsverfahren ist Hilfe möglich. Hierbei wird das entfernte Material durch das neuartige Collagen-Meniskus-Implantat (MENAFLEX) ersetzt. MENAFLEX hat wie der Originalmeniskus eine

Bei Meniskus-schädigung Hilfe durch CMI, ein neues Operations-verfahren

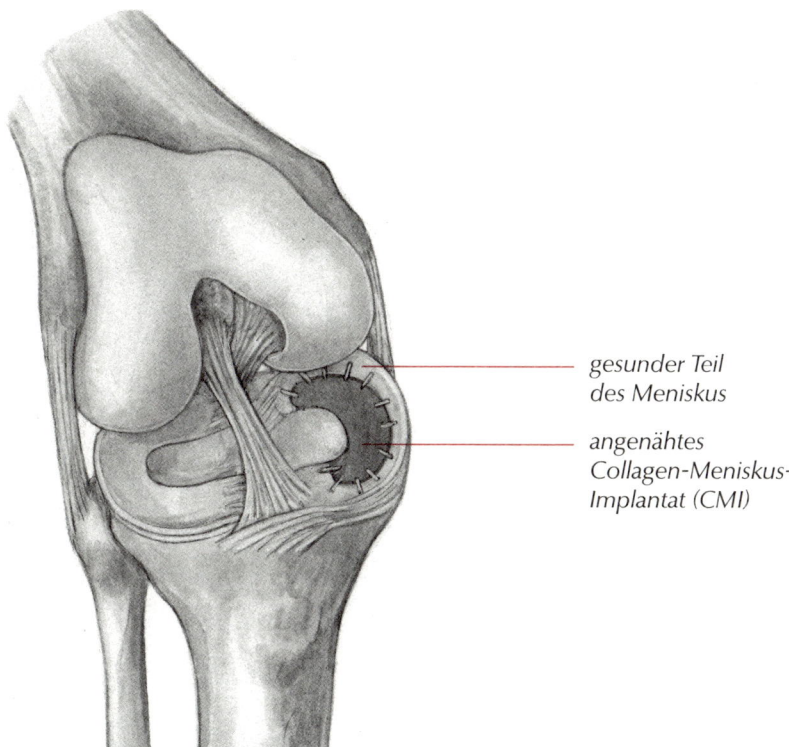

gesunder Teil
des Meniskus

angenähtes
Collagen-Meniskus-
Implantat (CMI)

Sichelform und wird einfach an den Restmeniskus ange-
näht. Das Implantat besteht aus hochreinem Kollagen,
das eine Gitterstruktur aufweist. In diese Matrix wandern körpereigene Zellen ein und bilden nach rund eineinhalb Jahren ein meniskusähnliches Gewebe. Parallel
baut sich die eingepflanzte Matrix ab. Die Operation
kann nur bei Patienten durchgeführt werden, die
bestimmte Voraussetzungen erfüllen. Diese Bedingun-
gen besprechen Sie am besten mit einem Mediziner,
der mit MENAFLEX Erfahrung hat. Eine Liste dieser Ärzte hält der Hersteller ReGen Biologics (siehe Adressteil)
bereit. Ein weiteres Produkt für den Meniskusersatz
heißt Actifit. Es erleichtert den operativen Eingriff.

Berufliche Belastung

Obwohl immer mehr Menschen in Büros am Schreib-
tisch ihr Geld verdienen, gibt es noch eine ganze Reihe von Berufen, die körperlich anstrengend sind und
für die Knie eine besondere Belastung darstellen. Bei
manchen Tätigkeiten liegt es auf der Hand. Fliesenleger polstern sich ihre Knie ab, Bergleute sind auf allen
vieren im Schacht unterwegs und in vielen Fabriken

Beschäftigungen, die auf die Knie gehen

müssen die Arbeiter in der Produktion die gesamte
Schicht stehend zubringen. Es gibt auch exotischere
Beschäftigungen, die auf die Knie gehen. In unserer
Praxis in Kaiserslautern betreuen wir zahlreiche Patienten, die ihren Lebensunterhalt als Balletttänzer verdienen. Der Kniestress ist enorm und der Konkurrenz-
kampf hoch, sodass die Betroffenen mitunter Warnsignale ihres Körpers ignorieren.

Stoffwechsel

Inwiefern Stoffwechselstörungen zu einem Abbau des Knorpels führen, ist noch weitgehend unerforscht. Bislang hat sich die Orthopädie vor allem dafür interessiert, welche statischen oder mechanischen Abweichungen eine Arthrose auslösen können. Das Interesse galt mehr den X- und O-Beinen als dem Zellstoffwechsel. Die Perspektive, dass man auch von innen heraus Prozesse wie die Arthrose steuern kann, ist relativ neu. Dabei weiß man in der Orthomolekularen Medizin längst die guten Effekte von Entsäuerungsmaßnahmen oder der Einnahme von Antioxidanzien wie der Vitamine C und E zu schätzen.

Führen Stoffwechselstörungen zu einem Altern des Knorpels?

Orthomolekulare Medizin

Die Orthomolekulare Medizin konzentriert sich auf wissenschaftlicher Grundlage bei der Vorbeugung und Behandlung von Beschwerden und Krankheiten auf die exakt abgestimmte Gabe von Vitalstoffen, die der Körper zwar täglich braucht, aber nicht selbst herstellen kann. Begründet wurde diese Richtung von dem zweimaligen Nobelpreisträger Linus Pauling.

Wie macht sich Arthrose bemerkbar?

Die allerwichtigste Information in diesem Zusammenhang: Arthrose entwickelt sich über einen langen Zeitraum – und die Betroffenen merken es erst einmal nicht. Wenn der Knorpel weich und weniger wird, findet der Körper zunächst viele Möglichkeiten, dies auszugleichen. Die Betroffenen nehmen vielleicht ganz

Arthrose entwickelt sich über einen langen Zeitraum

unmerklich eine andere Haltung ein und verändern schleichend ihre Lebensgewohnheiten. Trotz dieser Anpassungsprozesse kommt irgendwann der Tag, an dem sich die Arthrose zeigt.

Der Anlaufschmerz

Das häufigste Alarmzeichen, das der kranke Knorpel aussendet, ist der Anlaufschmerz

Das häufigste Alarmzeichen, das der kranke Knorpel aussendet, ist der Anlaufschmerz. Er äußert sich morgens beim Aufstehen, wenn das Aufrichten in die Knie fährt und die Gelenke Zeit brauchen, um richtig warm zu werden.

Das Bagatelltrauma

Bagatelltraumen können eine Arthrose zutage fördern

Sind Menschen von stummer Arthrose betroffen und wissen praktisch noch nichts von ihren Beschwerden, bringt häufig eine alltägliche Begebenheit die ganze Sache ins Rollen. Da genügt es schon, sich das Knie am Wohnzimmertisch anzurempeln. Mit einem gesunden Gelenk ist nach drei Tagen alles wieder im Lot. Mit einem Arthrose-Knie fangen die Probleme erst an. Der Betroffene schont nach der Prellung sein Knie, was zu einem Muskelabbau führt. Die muskuläre Führung des Gelenks geht verloren. Sie jedoch hat in der Vergangenheit eine wichtige stabilisierende Funktion übernommen, um die beginnende Arthrose auszugleichen. Jetzt jedoch bricht das Kartenhaus in sich zusammen und die Schmerzen bleiben. »Dabei habe ich mir doch nur das Knie am Tisch angestoßen«, hören wir die Betroffenen in der Sprechstunde sagen. In der Tat können solche Bagatelltraumen eine Arthrose zutage fördern.

Das dicke Knie

Manchmal erkennt man Arthrose durchs Hinschauen: Das Knie ist einfach dicker als früher, es sieht nicht mehr so schlank aus. Auch wenn die O-Beine noch weiter nach außen streben als sonst, kann dies ein erstes Anzeichen sein. Leicht zu erkennen ist eine verstärkte Schwellneigung des Knies. Oberhalb der Kniescheibe bildet sich ein fingerdicker Wulst. Da dieser Ort die schwächste Stelle des Gelenks ist, drückt sich hier ein Erguss nach außen. Die vermehrte Ansammlung von Flüssigkeit im Gelenk ist ein Alarmzeichen.

Manchmal erkennt man Arthrose durchs Hinschauen

Abgelaufene Schuhe

Das Phänomen ist vom Autofahren bekannt. Wenn die Reifen ungleich abgefahren sind und die Profiltiefe variiert, stimmt die Radaufhängung nicht. Auf den menschlichen Körper übertragen heißt das: Die Sohlen und vor allem die Absätze Ihrer Schuhe geben Ihnen Auskunft darüber, ob mit den Knien alles o.k. ist. Um beginnende Schmerzen auszugleichen, neigen viele Betroffene dazu, den Fuß schief aufzusetzen und abzurollen. Die Sohle legt hiervon Zeugnis ab und die Schuhe sollten am besten zum Arztbesuch mitgenommen werden.

Eingeschränkte Bewegung, weniger Kraft

Lässt die Mobilität in den Beinen nach, kann dies auf Arthrose hinweisen. Wer früher noch im Einbeinstand mit der freien Ferse bis an den Po kam und heute auf halber Strecke schlappmacht, sollte sich einmal untersuchen lassen. Wegen der einsetzenden Arthrose

Lässt die Mobilität in den Beinen nach, kann dies auf Arthrose hinweisen

müssen die Haltemuskeln des Oberschenkels mehr als zuvor arbeiten, sie verkrampfen sich, werden kürzer und beginnen zu schmerzen. Um ihre optimale Leistungsfähigkeit wiederzugewinnen, müssen diese Muskeln gedehnt und gekräftigt werden. Unter Schmerzen kann dies nicht funktionieren. Muskeln, die wehtun, lassen sich nicht trainieren. Wie Sie diesen Teufelskreis durchbrechen können, erfahren Sie ab Seite 75. Denn eines ist ganz klar: Sport und Arthrose schließen sich nicht aus, sondern gehören wie Zwillinge zusammen.

Ein weiteres Arthrose-Anzeichen: nachlassende Muskelkraft in den Beinen

Ein weiteres Arthrose-Anzeichen in diesem Zusammenhang ist die nachlassende Muskelkraft in den Beinen. Sie merken es ja selbst am besten, ob Sie auf dem Fahrrad immer noch kräftig in die Pedale treten können oder am liebsten auf Rückenwind hoffen.

Geräusche im Gelenk

Eine Arthrose verwandelt einen spiegelglatten Knorpel in ein raues Gewebe, das in der Anfangsphase wie Schmirgelpapier aussieht. Reiben diese Flächen aufeinander, kann es laut werden. Die Betroffenen vernehmen reibende und knarzende Geräusche in ihren Knien. Legen sie dann noch die Hand auf das Gelenk, fühlen sie förmlich, wie sich der Knorpel mit der Bewegung schwertut.

Entwarnung kann beim Thema Geräusche für all jene Zeitgenossen gegeben werden, die beim Aufrichten aus der Hocke ein lautes Knacken vernehmen. Dies ist kein Indikator für eine Arthrose.

Ab wann sollte man zum Arzt?

Die vielen möglichen Anzeichen für Arthrose geben zwar erste Hinweise auf entsprechende Beschwerden, genügen aber noch lange nicht für eine endgültige Diagnose. Diese sollte ein Spezialist vornehmen. Damit Sie ihn im richtigen Moment aufsuchen, ist es empfehlenswert, nicht allzu lange zu warten. Wenn das Knie vier Wochen lang schmerzt und eine Verletzung oder ein Unfall nicht der Grund hierfür sind, sollten Sie zum Arzt gehen.

Nicht allzu lange mit dem Arztbesuch warten

Sensibel auf Kniebeschwerden reagieren sollten Sie auch, wenn in Ihrer Verwandtschaft bereits Arthroseerkrankungen vorliegen.

Einen dritten Anhaltspunkt gibt Ihnen der Arthrose-Selbsttest ab Seite 44. Schauen Sie auf Ihre Punktzahl und ziehen Sie die richtigen Schlüsse.

Was ist der Unterschied zwischen Arthrose und Arthritis?

Entzündungen stehen im Vordergrund

Wie ab Seite 17 (Kapitel »Was ist Arthrose?«) dargelegt, verläuft bei einer Arthrose der Knorpelabbau in Schüben und Wellen. In Zeiten der stummen Arthrose lebt der Betroffene relativ schmerzfrei, während die Phasen der aktivierten Arthrose mit Entzündungen und starken Beschwerden einhergehen. Typisch für eine Arthrose ist die Tatsache, dass sie auf ein oder wenige Gelenke beschränkt sein kann. Es gibt Patienten, die plagen sich nur mit ihren Knien herum. Sowohl Arthrose als auch Arthritis gehören zum rheumatischen Formenkreis. Umgangssprachlich wird der Begriff Rheuma meist

Typisch für Arthrose: Sie kann auf ein oder wenige Gelenke beschränkt sein

Bei einer Arthritis stehen entzündliche Prozesse im Vordergrund

dann verwendet, wenn von einer Arthritis die Rede ist. Bei einer Arthritis geht es nicht um einen schubweisen Knorpelverschleiß, sondern es stehen entzündliche Prozesse im Vordergrund. Mit einer Entzündung beginnt die Zerstörung des Gelenks. Ursache der Arthritis ist eine unkontrollierte Autoimmunreaktion. Mit anderen Worten: Der Körper bekämpft sich selbst. Diesen Kampf trägt er nicht nur in einem Gelenk aus, sondern von einer Arthritis sind üblicherweise zahlreiche Gelenke betroffen, bis in den kleinen Finger hinein.

Ein erstes Anzeichen für eine Arthritis ist ein lang andauernder Anlaufschmerz am Morgen. Bei Arthritis können diese Beschwerden bis zu einer Stunde andauern, während der Anlaufschmerz bei Arthrose viel schneller verschwindet. Auch weiche Schwellungen können Anzeichen für eine Arthritis sein.

Eine Arthritis-Therapie hat zum Ziel, die heftigen Körperreaktionen gegen das eigene Gewebe zu bremsen

Eine Arthritis-Therapie hat zum Ziel, die heftigen Körperreaktionen gegen das eigene Gewebe zu bremsen. Rheumaspezialisten setzen bei den Medikamenten auf starke Wirkstoffe wie Diclofenac, Kortison oder die Goldtherapie.

Von Rheuma können schon Kinder betroffen sein, während dies bei Arthrose nicht der Fall ist. Da Rheumapatienten im schlimmsten Fall das Gefühl haben, dass ihnen alle Gelenke höllische Schmerzen verursachen, ist die Beeinträchtigung der Lebensqualität viel gravierender als bei Arthrosepatienten.

Verdacht auf Arthrose? Erste Schritte und Diagnose

Kniearthrose-Selbsttest

Sie haben es in diesem Buch gelesen oder wussten vielleicht auch schon vorher, dass eine primäre Arthrose anlagebedingt ist und sich eine sekundäre Arthrose durch den Lebensstil, durch Fehlbelastungen oder Unfälle entwickelt.

Wenn Sie jetzt zum Beispiel wissen, dass in Ihrer Familie immer wieder Arthrose auftaucht, sollten Sie einen Gentest machen lassen. Hierbei werden bestimmte Bereiche des Erbgutes auf Veränderungen hin untersucht. Bei einem Arthrosetest wird das Risiko mithilfe der Vitamin-D-Rezeptor-Analyse festgestellt. Hierfür wird Ihnen lediglich etwas Blut entnommen.

Wenn in Ihrer Familie immer wieder Arthrose auftaucht, sollten Sie einen Gentest machen lassen

Mit einem positiven Ergebnis sollten Sie vernünftig umgehen. Ein positives Ergebnis besagt noch lange nicht, dass Sie zwangsläufig unter Kniebeschwerden leiden werden. Es kann aber eine wichtige Hilfestellung bei der Wahl des richtigen Berufs oder einer Sportart sein. Wurde Ihnen eine Arthroseneigung attestiert, sollten Sie nochmals darüber nachdenken, ob Sie unbedingt Fliesenleger werden wollen oder ob es tatsächlich sinnvoll ist, in einer Sportart wie Squash großen Ehrgeiz zu entwickeln.

Bei der sekundären Arthrose haben Sie es in noch viel größerem Maße in der Hand, durch Ihre Ernährungs-, Bewegungs- und Lebensgewohnheiten Ihre Anfälligkeit für Arthrose zu steuern. Um Ihr persönliches Risiko abzuschätzen oder herauszufinden, wie stark Sie schon Arthrose haben, können Sie den Test durchführen, der im nachfolgenden Abschnitt dargestellt ist.

Bei der sekundären Arthrose können Sie Ihre Anfälligkeit für Arthrose besonders gut steuern

Mit diesem Test können Sie leicht herausfinden, wie Ihre »Kniefitness« aussieht und ob Sie eine Neigung zu Arthrose haben:

Der Kniearthrose-Selbsttest

1. *Wie alt sind Sie?*
   A. jünger als 35 ☐
   B. 35–50 ☐
   C. älter als 50 ☒

2. *Leiden Sie bereits an Knieschmerzen?*
   A. nie ☐
   B. selten ☐
   C. häufiger ☐
   D. täglich ☒

3. *Wann treten die Schmerzen auf?*
   A. bei Belastung ☒
   B. auch in Ruhe ☐

4. *Schwillt Ihr Knie an?*
   A. nie ☒
   B. oft ☐

5. *Blockiert Ihr Knie?*
   A. nie ☐
   B. manchmal ☐
   C. oft ☒

6. *Wie ist Ihr Körpergewicht?*
   A. normal ☐
   B. leicht übergewichtig ☐
   C. stark übergewichtig ☒

7. *Knirscht Ihr Knie bei Bewegung?*
   A. nie ☐
   B. manchmal ☒
   C. ständig ☐

8. *Hatten Sie Verletzungen des Knies?*
   A. ja ☐
   B. nein ☒

Der Kniearthrose-Selbsttest

9. *Wobei haben Sie Schmerzen?*
   A. beim Gehen ☒
   B. beim Aufstehen nach langem Sitzen ☒
   C. beim Knien ☐
   D. beim Treppengehen ☒
   E. nachts ☐

10. *Sind Sie bereits am Knie operiert worden?*
    A. nein ☒
    B. ja ☐

11. *Gibt es in Ihrer Familie Arthrose?*
    A. ja ☐
    B. nein ☒

12. *Bewegen Sie sich regelmäßig?*
    A. nein ☐
    B. ja ☒

13. *Welchen Sport üben Sie aus?*
    A. Laufen, Schwimmen, Radfahren, Walking ☒
    B. Fußball, Handball ☐
    C. Tennis, Squash ☐

45

14. *Haben Sie »Kniestress« im Beruf (langes Stehen, Heben schwerer Lasten, Tätigkeit im Knien wie Fliesenleger)?*
A. nein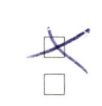
B. etwas ☐
C. ständig ☐

Auswertung:
1: A=0, B=1, C=2; **2:** A=0, B=1, C=2, D=3; **3:** A=1, B=2; **4:** A=0, B=1; **5:** A=0, B=1, C=2; **6:** A=0, B=1, C=2; **7:** A=0, B=1, C=2; **8:** A=1, B=0; **9:** A=2, B=1, C=1, D=1, E=3; **10:** A=0, B=1; **11:** A=2, B=0; **12:** A=1, B=0; **13:** A=0, B=2, C=3; **14:** A=0, B=1, C=3

0–9 Punkte Herzlichen Glückwunsch! Ihre Knie scheinen in Ordnung zu sein. Mit steigendem Alter erhöht sich allerdings auch das Arthroserisiko. Bleiben Sie daher aufmerksam und halten Sie sich fit.

10–18 Punkte Ihre Angaben sprechen dafür, dass Sie ein erhöhtes Arthroserisiko haben. Sprechen Sie mit einem Spezialisten darüber, wie Sie dem Knieverschleiß vorbeugen können. Sollten Sie bereits Kniebeschwerden haben, ist ein Besuch beim Arzt umso dringender.

über 18 Punkte Vermutlich ist Ihnen bereits bekannt, dass mit Ihren Knien etwas nicht stimmt. Ihre Angaben lassen darauf schließen, dass Sie bereits an einer Arthrose leiden. Sie setzen Ihre Knie einem erheblichen Risiko aus zu verschleißen. Suchen Sie einen Spezialisten auf, um zu erfahren, wie Sie Ihre Gelenke schonen können und welche Therapiemöglichkeiten sich für Sie eignen.

Sieben Tipps zur Arthrose

1. Vermeiden ist besser als heilen

Ist in Ihrer Verwandtschaft Arthrose verbreitet? Gehen Sie einem Beruf oder einem Sport nach, der viel Knie-stress verursacht? Prüfen Sie sich und ziehen Sie die richtigen Schlüsse für den Umgang mit Ihren Knien (sie-he Seite 44, Arthrose-Selbsttest). Das Allerbeste, was Ihren Knien passieren kann: Sie bekommen überhaupt keine Arthrose.

2. Bewegung ist fast immer möglich

Auch wenn Sie einige Pfunde zu viel mitbringen und bislang noch kaum Sport getrieben haben: Für fast jeden Menschen gibt es eine Sportart, mit der er in Bewegung kommen kann, und wenn es der Arm-Ergo-meter ist (siehe Seite 152). Sowohl für die Vorbeugung als auch bei der Therapie von Kniearthrose ist Bewe-gung ein unverzichtbares »Medikament«.

Tipps zum Umgang mit Arthrose

3. Aufkommende Beschwerden ernst nehmen

Kniearthrose ist kein Schnupfen. Sie geht nicht von selbst wieder weg. Wenn sich die typischen Anzeichen vier Wochen oder länger zeigen, sollten Sie sich um diese Beschwerden kümmern (siehe Seite 37).

4. Sich Ziele setzen

Der beste Treibstoff für die Therapie ist Ihre eigene Motivation: Was wollen Sie noch erreichen mit Ihren wieder erstarkten Knien? Wollen Sie unbedingt als Schiedsrichter auf dem Fußballplatz aktiv sein oder zieht es Sie in die Alpen? Die Patientengeschichten zei-gen Ihnen, wie wertvoll solche Ziele sind (siehe Seite 64 und 107 und 127).

5. Zu einem Spezialisten gehen

Wenn Sie von Ihrem Arzt den Satz hören »Arthrose – da kann man nichts machen«, dann sollten Sie Ihre

Suche nach einem passenden Mediziner fortsetzen. Gehen Sie zu einem Spezialisten, der Ihnen Wege aufzeigt, wie Sie Ihre angegriffenen Knie wieder in Schuss bekommen. Dieser Spezialist sitzt vielleicht nicht unbedingt an Ihrem Heimatort. Der erhöhte Aufwand zahlt sich am Ende aus (siehe unten).

6. Schmerzen müssen nicht sein

Es gibt viele Möglichkeiten, Knieschmerzen deutlich zu reduzieren. Geben Sie sich nicht mit andauernden Beschwerden zufrieden. Fordern Sie die entsprechenden Verfahren und Medikamente aktiv ein, so lange, bis Sie zufrieden sind (siehe Seite 83).

7. Ungewohnte Dinge ausprobieren

Ein Spezialist wird Ihnen zur Behandlung der Kniearthrose möglicherweise einige Dinge vorschlagen, die völlig neu für Sie sind. Machen Sie doch einfach mal die Probe aufs Exempel und schauen Sie, wie sich zum Beispiel Vibrationstraining (siehe Seite 90) oder das Tragen von Schuhen mit gewinkelter Sohle (Seite 113) für Sie anfühlen und welche Ergebnisse herauskommen.

Den richtigen Arzt finden

Wenn Sie Verdacht auf Arthrose haben, müssen Sie einen guten, für Sie passenden Arzt finden. Die Krux bei der Arztsuche besteht darin, dass es noch keine offiziellen und allgemeingültigen Listen gibt, die jedem Patienten eine gute Orientierung geben. Einzelne private Krankenkassen bieten im Internet zwar Suchmöglichkeiten an, doch für Mitglieder gesetzlicher Krankenkassen gibt es solche Möglichkeiten (noch) nicht. Selbsthilfe ist also angesagt. Einige Fragen und Anregungen können Ihnen eine gute Orientierung geben:

Wichtig: einen guten Arzt finden, dem man vertrauen kann

- Hören Sie sich um. Dies kann ganz einfach in Ihrem Bekannten- und Verwandtenkreis geschehen. Wer hat mit welchem Arzt welche Erfahrungen gemacht?
- Fragen Sie Ihren Hausarzt. Welchen Spezialisten kann er empfehlen und warum? Wie sind seine Erfahrungen?
- Fragen Sie nach Schwerpunkten. Haben Sie sich für einen Facharzt entschieden, können Sie direkt hier weitere Informationen einholen. Fragen Sie gleich bei der Terminvergabe die Sprechstundenhilfe, wie die Schwerpunkte der Praxis sind. Lautet die Antwort »Wir machen eigentlich alles«, sollten Sie weitersuchen.

Fragen und Anregungen zur Arztsuche

- Fragen Sie nach Fallzahlen. Wer etwas oft macht, erzielt hierbei bessere Ergebnisse als jemand, der sich der gleichen Sache nur selten widmet. Wissenschaftliche Untersuchungen zur Qualität von Operationsergebnissen geben dieser einfachen Erkenntnis recht. Als Spezialist gilt jemand, der mindestens dreistellige Operationszahlen erreicht, also mehr als 100-mal pro Jahr den gleichen Eingriff vornimmt.
- Seien Sie optimistisch. Hören Sie von Ihrem Arzt bei der Diagnose »Arthrose« den Satz: »Da kann man sowieso nicht viel machen«, suchen Sie bitte weiter. Bei Arthrose kann Ihnen auf ganz vielen Wegen geholfen werden.
- Seien Sie skeptisch. Über einen Arztwechsel sollten Sie nachdenken, wenn Ihnen mit großem Nachdruck eine einzige Therapie oder ein einziges Medikament quasi als Allheilmittel angeboten wird. Die Menschen sind viel zu verschieden, als dass es so etwas wirklich geben könnte. Vor allem bei den nichtoperativen Ansätzen ist es durchaus möglich,

dass verschiedene Dinge ganz einfach ausprobiert werden müssen. Erst dann finden Arzt und Patient gemeinsam heraus, was im konkreten Einzelfall wirklich hilft.

Den »richtigen« Arzt finden: Fragen und Anregungen

- Fragen Sie nach. Eine gute Therapie kann erst dann beginnen, wenn Sie verstanden haben, was mit Ihrem Knie los ist. Also scheuen Sie sich bitte nicht, so lange nachzufragen, bis Sie alle Ausführungen Ihres Arztes verstanden haben. Für jede lateinische oder englische Bezeichnung gibt es gute deutsche Begriffe. Reagiert der Arzt zunehmend gereizt auf Ihre Fragen, sollten Sie weitersuchen. Der gute Arzt spricht nämlich mit seinem Patienten.

- Vertrauen Sie Ihrem Bauch: Bleiben Sie nur bei dem Arzt, den Sie sympathisch finden und dem Sie vertrauen. Nur dann werden Sie seine Vorschläge akzeptieren und in die Tat umsetzen.

- Holen Sie eine zweite Meinung ein. Vor allem bei Operationen sollten Sie zu einem zweiten Spezialisten gehen. Gute Ärzte, die sich ihrer Sache sicher sind, haben damit keine Probleme, wenn Patienten diesen Wunsch äußern. In unserer Knie-Sprechstunde helfen wir den Betroffenen und geben ihnen die Kontaktdaten mehrerer anderer guter Mediziner aus der Region, an die sie sich wenden können. Röntgenbilder, Befunde und andere Unterlagen geben wir den Betroffenen mit. Reagiert Ihr Arzt beim Stichwort zweite Meinung gereizt, sollten Sie ihn wechseln.

- Bleiben Sie neugierig. Fragen Sie Ihren zuerst konsultierten Arzt ebenfalls, was er von der zweiten Meinung seines Kollegen hält.

- Werden Sie persönlich. Fragen Sie doch Ihren Arzt ganz einfach, ob er die vorgeschlagene Therapie auch für sich oder seine Frau oder Verwandte in Betracht ziehen würde. Behält er bei dieser Frage seine ursprüngliche Überzeugungskraft bei, sind Sie auf einem guten Weg.

- Bleiben Sie am Ball. Haben Sie sich für einen Mediziner und eine Therapie entschieden, sollten Sie bei der Sache bleiben. Gelegentliche Rückschläge oder Tiefpunkte können immer vorkommen. Sprechen Sie mit Ihrem Arzt darüber und holen Sie sich neue Anregungen, anstatt zu schnell den Spezialisten zu wechseln.

Die Diagnose

Haben Sie den Arzt Ihres Vertrauens gefunden, geht die Diagnose einer Arthrose in mehreren Schritten vonstatten. Werden Sie von der Sprechstundenhilfe ohne weiteren Arztkontakt gleich zum Röntgen geschickt, läuft etwas falsch. Am Anfang jeder Diagnose steht das Gespräch zwischen Arzt und Patient. Der Betroffene berichtet über seine Beschwerden und die Hintergründe. Um diese Informationen griffbereit zu haben, sollten Sie sich vor einer Sprechstunde Klarheit über folgende Fragen verschaffen:

Vor der Sprechstunde wichtige Informationen griffbereit haben

- Wann sind die Kniebeschwerden das erste Mal aufgetreten? Bei welcher Tätigkeit oder Bewegung und zu welchem Zeitpunkt?
- Wie oft haben sich die Beschwerden seitdem gezeigt? Treten sie regelmäßig oder nur hin und wieder auf?
- Mit welchen Worten würden Sie die Schmerzen beschreiben: als dumpf, pulsierend, stechend, ziehend, warm oder ganz anders?
- Waren Sie wegen dieser Beschwerden schon einmal beim Arzt? Wenn ja, wann war das und was wurde

damals unternommen? Mit dieser letzten Information können Behandlungsansätze ausgeschlossen werden, auf die Sie möglicherweise nicht ansprechen. Wenn eine bestimmte Therapie vor einem Jahr nicht angeschlagen hat, würde man sie jetzt nicht gleich noch einmal ausprobieren.

- Wurden Sie bereits am Knie operiert? Haben Sie sich schon anderen Eingriffen unterzogen?
- Welche Ziele und Wünsche haben Sie? Für den Arzt ist es eine sehr wichtige Information, ob der Patient noch bestimmte sportliche Leistungen anstrebt, viele Fernreisen unternehmen möchte oder aber ein geruhsames und schmerzfreies Rentnerdasein verbringen möchte.

Hat der Arzt alle wichtigen Informationen über die Krankheitsgeschichte erfahren, geht es an die Untersuchung. Zunächst stehen »Schauen und Fühlen« auf dem Programm.

Die Untersuchung

Der Mediziner beobachtet den Patienten, der auf und ab läuft, in die Hocke geht und sich wieder aufrichtet. Hierbei achtet der Arzt darauf, wie der Patient den Fuß abrollt: in der Mitte oder über die Außen- oder Innenkante? Fehlstellungen wie X- und O-Beine, die eine Arthrose begünstigen können, lassen sich gut erkennen. Auch sieht der Arzt, sofern es dem Patienten noch nicht selbst aufgefallen ist, ob sich oberhalb der Kniescheibe ein Wulst gebildet hat, der auf Arthrose hinweist. Vielleicht ist der Mediziner ja auch der erste, dem die Geräusche auffallen, die das Gelenk bei Bewegungen macht. Dies wäre ein wichtiger Hinweis auf Arthrose.

Sobald der Mediziner Hand anlegt, testet er die Beweglichkeit des Knies aus. Sanft und schonend lotet der Arzt den Aktionsradius des Gelenks aus. Indem er Ober- und Unterschenkel gegeneinander bewegt, gewinnt er Erkenntnisse über die Stabilität des Knies. Zur Diagnose einer Arthrose werden verschiedene bildgebende Verfahren eingesetzt:

Ultraschall

Zum Aufspüren einer Arthrose ist dieses Verfahren nicht so gut geeignet. Da es aber ohne Strahlenbelastung auskommt, ist es völlig unschädlich und kann beliebig oft wiederholt werden. Besonders gut ist die Ultraschalluntersuchung zum Nachweis von Flüssigkeiten, z. B. einer Zyste in der Kniekehle, geeignet (Baker-Zyste).

Röntgen

Dieses Verfahren wird am häufigsten bei Arthroseuntersuchungen angewandt – und es wird meistens falsch eingesetzt. Geschätzte 90% aller Fachärzte machen Röntgenaufnahmen im Liegen. In dieser Position haben jedoch die wenigsten Patienten Schmerzen, denn erst im Stehen verursachen die Knie Beschwerden. Also sollten auch die Röntgenaufnahmen zur Diagnose von Kniearthrose im Stehen angefertigt werden. Nur so ist ein realistisches Abbild des Knies unter Belastung möglich. Immer wieder bringen Patienten in die Knie-Sprechstunde ihre Aufnahmen mit, die im Liegen gemacht wurden. Auf ih-nen ist eigentlich alles in Ordnung und die Beschwerden der Betroffenen lassen sich nicht durch die Bilder erklären. Erst die Darstellungen im Stehen zeigen, wie schmal der Gelenkspalt zwischen Ober- und Unterschenkel wirklich ist. Dies ist ein deutlicher Hinweis auf Arthrose.

Röntgen wird meistens falsch eingesetzt

Wichtig: Röntgenaufnahmen im Stehen

> **Der Sprechstunden-Tipp**
> Wenn es zum Röntgen geht, sollten Sie auf Bilder im Stehen bestehen. Nur so sind aussagekräftige Aufnahmen möglich. Eine nicht korrekt durchgeführte Diagnose führt zu nicht korrekten Ergebnisse und fehlerhafter Behandlung. Überlegen Sie in einem solchen Fall, den Arzt zu wechseln.

Kernspintomografie

Ohne Strahlung

Bei der Kernspintomografie erhält man aussagekräftige Schnittbilder des Knies

Diese Methode ist unter verschiedenen Namen bekannt. Kernspin ist die häufig verwendete Kurzform. Andere Bezeichnungen lauten Magnetresonanztomografie, abgekürzt MR oder MRT. Dieser Name weist auf die zugrunde liegende Technik hin. Bei der Kernspin werden starke magnetische Felder erzeugt, die sehr aussagekräftige Schnittbilder des Knies ergeben. Die Qualität der Aufnahmen ist außerordentlich gut. Von den nichtoperativen Untersuchungsmethoden führt die Kernspin zu den klarsten Bildern. Ein weiterer Pluspunkt: Es wird ohne Röntgenstrahlung gearbeitet.

Szintigrafie

Zum Aufspüren entzündlicher Prozesse ist dieses Verfahren gut geeignet. Die Patienten bekommen eine schwach radioaktive Substanz gespritzt. Nach kurzer Zeit hat sich diese Substanz an entzündlichen Stellen konzentriert. Eine Spezialkamera macht dieses Phänomen sichtbar.

Thermografie-Kamera

Dieses Gerät ist ebenfalls zum Aufspüren von Entzündungen geeignet. An mehreren Punkten des Körpers wird die Temperatur gemessen und mit Referenzdaten verglichen. Der Clou: Ärzte, die solche Kameras einsetzen, sind über Datenleitungen vernetzt und können Kollegen in Zweifelsfällen zur genauen Diagnose einbinden oder aus einem großen Datenbestand das aktuelle Bild mit bestehenden Ergebnissen (aus anderen Kniebildern) abgleichen. Dies erhöht die diagnostische Genauigkeit.

Exkurs: Telemedizin bringt Vorteile für Patienten

Zwar sind längst noch nicht alle Arztpraxen »online«, doch die moderne Informationstechnologie findet immer weitere Verbreitung. Und das ist auch gut so. Es ist zu begrüßen, wenn die Patienten ihre aktuellen Röntgenbilder oder Untersuchungsergebnisse auf einer CD-ROM mit nach Hause nehmen können. So wissen sie selbst und der nächste behandelnde Arzt sofort auf Knopfdruck, welche Medikamente verschrieben worden sind und was genau bei der jüngsten Operation gemacht wurde. Der schnelle Datenaustausch unter Medizinern bringt Patienten ebenfalls Vorteile. So können offene Fragen bei der Auswertung von diagnostischen Befunden oder Ähnliches umgehend geklärt werden.

Die moderne Informationstechnologie findet immer weitere Verbreitung – auch in Arztpraxen

In den USA kann jeder Patient seine Krankenakte auf einem Server hinterlegen, zum Beispiel auf dem im Sommer 2008 gestarteten Portal »Google Health«. Bei uns wird dagegen der Datenschutz ins Feld geführt, wobei die elektronische Gesundheitskarte mit Sicherheit kommen und die Möglichkeiten des schnellen

Datenaustauschs vergrößern wird (*www.die-gesundheitskarte.de*).

Arthroskopie

Den besten Überblick über das Knie kann sich der Arzt verschaffen, wenn er direkt mit einer Kamera in das Gelenk hineinschaut. Dies passiert bei einer Arthroskopie (von griechisch: arthros = Gelenk und skopia = das Spähen, die Umschau). Das Ausspähen des Knies ist ein kleiner operativer Eingriff, der ambulant durchgeführt werden kann oder stationär vorgenommen wird. Durch zwei winzige Schnitte am Knie führt der Operateur eine Minikamera und das Behandlungsinstrument ein. Die Kamera liefert aussagekräftige Bilder über den Zustand des Knies und des Knorpels. Ist er schneeweiß und glitzert oder weist er schon Schlaglöcher auf? Mit einem kleinen Häkchen kann der Arzt die Festigkeit des Knorpels auf mechanischem Wege prüfen. All das gibt wertvolle Erkenntnisse, ob eine Arthrose vorliegt.

Der Arzt schaut mit einer Kamera direkt in das Gelenk hinein

In einem solchen Fall kann während der Arthroskopie auch gleich behandelt werden. Gängig ist hierbei das gründliche Durchspülen des Gelenks mit vielen Litern Flüssigkeit. So werden Abriebpartikel und Stoffwechselprodukte nach außen geschwemmt.

Während der Arthroskopie kann auch gleich behandelt werden

Den Patienten geht es danach nachweislich deutlich besser. Dies belegen Befragungen unserer Klinik, die seit dem Jahr 2000 durchgeführt werden. Vor und nach dem arthroskopischen Eingriff füllen die Patienten einen Fragebogen aus. Sie geben Auskunft über Schmerzen und Schwellungen und legen dar, ob etwa das Auf- und Absteigen von Treppen Probleme bereitet. Der

Fragebogen ist standardisiert und wissenschaftlich abgesichert. Die Befragungen werden von der Stiftung zur Förderung der Arthroskopie (SFA) in Tuttlingen begleitet. Die Auswertung der Befragungen zeigt regelmäßig eine Verbesserung des Wohlbefindens. Selbst bei Patienten mit schwerstem Knorpeldefekt hat der Eingriff die Durchschnittswerte angehoben.

Die Behandlung während der Arthroskopie führt zu einer Verbesserung des Wohlbefindens

Diese Ergebnisse sind eine klare Antwort auf eine Diskussion, die hin und wieder in den Medien stattfindet und den Nutzen der Arthroskopie bezweifelt. Als Beleg wird meist eine US-amerikanische Untersuchung angeführt. In der medizinischen Fachwelt wurde über diese angebliche Studie schon bald nach der Veröffentlichung vernichtend geurteilt. So ist zum Beispiel die Fragestellung während der Untersuchung geändert worden. Außerdem kann die untersuchte Patientengruppe – allesamt Kriegsveteranen – nicht als repräsentativ bezeichnet werden.

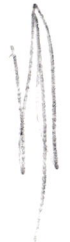

Behandlung der Kniearthrose

Grundsätzliches

Sobald die Diagnose Arthrose feststeht, kann die Behandlung mit dem ersten Schritt beginnen. Dieser beinhaltet die Vermittlung von umfassenden und ehrlichen Informationen über das Wesen der Erkrankung und die vielfältigen Therapiemöglichkeiten. Der Patient muss wissen, was Arthrose bedeutet, wie sie entsteht, wie sie verläuft und was er dagegen unternehmen kann. Sind die Betroffenen mit allen nötigen Informationen versorgt, können sie am besten abschätzen, wie viel Zeit, körperliche Anstrengung, Leidensfähigkeit und eventuell auch Geld sie in die verschiedenen Behandlungsvorschläge investieren müssen. Auf dieser Basis können Betroffene ihre Entscheidung fällen.

Der erste Schritt: Informationen sammeln über die Erkrankung und die Therapiemöglichkeiten

Der hier dargestellte multimodale Ansatz zur Arthrosetherapie beinhaltet eine Fülle an konservativen, also nichtoperativen Ansätzen und zahlreiche OP-Verfahren. Grundsätzlich gilt: Nicht jeder Patient muss unters Messer oder sollte hierzu motiviert werden. Manche Menschen wollen aus prinzipiellen Gründen »nichts Künstliches« in ihrem Körper haben. Dann scheiden Knieprothesen aus, und es müssen andere Therapiewege beschritten werden. Andere Menschen dagegen halten von Homöopathie und pflanzlichen Wirkstoffen überhaupt nichts. Auch ihnen kann geholfen werden.

Der Arzt sollte berücksichtigen, wer ihm gegenübersitzt

Grundsätzlich sollte der Arzt berücksichtigen, wer ihm gegenübersitzt. Die bisherigen Therapieerfahrungen, die aktuelle Berufs- und Lebenssituation sowie zukünftige Pläne im Job und in der Freizeit (Sport) geben wichtige Hinweise auf das, was der Patient mit der Arthrosetherapie erreichen will: Steht ausschließlich Schmerzfreiheit auf dem Wunschzettel oder will er mit seiner neuen Schlittenprothese im Knie noch für den nächsten Marathon trainieren?

Chancen aufzeigen

Im ausführlichen Informationsgespräch geht es darum, dem Patienten die Chancen einer erfolgreichen Behandlung aufzuzeigen und den Nutzen, den er von den unterschiedlichen Behandlungsmethoden haben kann. Zwei Beispiele:

1. Bei einer gut eingesetzten Schlittenprothese ist das Ergebnis, dass der Betroffene sie nach dem Ende der Reha überhaupt nicht mehr spürt. Sie wächst ein und verhält sich wie ein Teil des Körpers.
2. Beim Einsatz von Naturheilmitteln besteht der Vorteil darin, dass sie auf extrem schonende Art und Weise ihre Wirkung entfalten, sie sind beinahe nebenwirkungsfrei.

Risiken und Grenzen darlegen

In der Medizin gibt es keine Behandlung ohne Risiko

In der Medizin gibt es keine Behandlung ohne Risiko. So können in seltenen Fällen Nahrungsergänzungsmittel oder pflanzliche Heilmittel allergische Reaktionen auslösen. Obwohl relativ nebenwirkungsarm, können physikalische Therapien (Kälte, Wärme etc.) zu

einer Überaktivierung und Beschwerden führen. Auch
Injektionen und natürlich Operationen bergen ihre
Risiken.

Injektionen
Mittel wie Hyaluronsäure werden ins Knie gespritzt.
Selbst wenn alle hygienischen Vorschriften penibel ein-
gehalten werden, sind Infektionen durch Injektionen
zwar extrem selten, aber niemals gänzlich ausgeschlossen. Der Patient bemerkt dies an einem geröteten
Gelenk oder er bekommt sogar Fieber. Dann heißt es:
So schnell wie möglich zum Arzt, damit die Infektion
gestoppt werden kann. Breitet sie sich ungebremst aus,
kann sie schlimmstenfalls das ganze Gelenk zerstören.

Operationen
Leider hält nicht jede Operation, was sich Patient und
Arzt davon versprechen. Im schlimmsten Fall gibt es
Komplikationen wie Infektionen, Nachblutungen oder
Thrombosen. Wurde ein künstliches Gelenk eingesetzt, kann es passieren, dass es nicht wie gewünscht
funktioniert. Das Implantat wurde vielleicht falsch eingesetzt, renkt sich aus oder es lockert sich mit der Zeit.
Manchmal werden auch Gelenkelemente eingesetzt,
die zu groß sind und überstehen. Ganz selten kommt
es vor, dass Patienten das Metall (Nickel) nicht vertragen und allergisch reagieren. Sind Allergieneigungen
bekannt, sollte stattdessen auf Titan gesetzt werden.
Dieses Metall reduziert deutlich das Risiko allergischer
Reaktionen, die sich jedoch nie ganz ausschließen lassen (mehr auf Seite 131).
Durch Operationen dürfen sich Patienten keine Wun-
der erhoffen. Geht jemand einer sehr kniebelastenden

Leider hält nicht jede Operation, was sich Patient und Arzt davon versprechen

Tätigkeit nach (Fliesenleger, Waldarbeiter), so sollte er trotz eines neuen Gelenks den beruflich bedingten Kniestress reduzieren und sein Arbeitsgebiet verändern.

Wirkstoffe gegen Schmerzen

Bei der Behandlung von Kniearthrose geht es meist auch um die Linderung von Schmerzen

Bei der Behandlung von Kniearthrose geht es meist auch um die Linderung von Schmerzen: um dem Patienten das Leben angenehmer bzw. erträglicher zu machen, aber auch um Bewegung zu erleichtern oder erst wieder zu ermöglichen – denn ohne Bewegung kann sich eine Arthrose nur verschlechtern.

Problematisch: normale Schmerzmittel

Es ist völlig verständlich, wenn Betroffene ihre Schmerzen mit stark wirksamen Mitteln wie Voltaren® schnell beseitigen wollen. Die erste Selbsthilfe darf jedoch nicht länger als 72 Stunden andauern. Tritt in dieser Zeit keine Besserung ein, ist ein Arztbesuch Pflicht.
Die ständige Einnahme von solchen Medikamenten ist nicht zu befürworten. Eine medizinische Grundregel lautet: Alles, was wirkt, hat auch Nebenwirkungen. Die populärsten Schmerzmittel bei Kniebeschwerden gehören zur Gruppe der nichtsteroidalen Antirheumatika (NSAR). Eine zentrale Nebenwirkung sind Magenbeschwerden. Diese können sich bis zu Geschwüren und Blutungen auswachsen. Selbst Todesfälle sind im Zusammenhang mit der Einnahme der NSAR dokumentiert. Wer weiß, dass er einen empfindlichen Magen hat, sollte seinen Arzt hierauf unbedingt hinweisen.

Die verschreibenden Mediziner sollten andererseits ihre Patienten immer nach solchen Vorbelastungen fragen. Als Alternative stehen magenschonende Schmerzmittel wie Paracetamol zur Verfügung. Jedoch auch hier dürfen Sie die Höchstdosis nicht überschreiten, um Leberschäden zu vermeiden.

Individuelle Therapie

Wurde im vorherigen Abschnitt vor der regelmäßigen Einnahme von herkömmlichen Schmerzmitteln gewarnt, so wird an dieser Stelle die Verabreichung von konventionellen Wirkstoffen wie zum Beispiel Kortison empfohlen. Wie das? Dank des in diesem Ratgeber vertretenen multimodalen Ansatzes der Arthrosetherapie hat der Arzt mehrere Pfeile im Köcher und er kann von Fall zu Fall die passende Waffe gegen die Gelenkbeschwerden auswählen.

Der Arzt kann von Fall zu Fall die passende Waffe gegen die Gelenkbeschwerden auswählen

In der Knie-Sprechstunde werden regelmäßig Patienten vorstellig, die sich partout nicht operieren lassen möchten oder die für einen chirurgischen Eingriff zu alt oder zu gebrechlich sind. Eine OP wäre ein zu großes Risiko für sie. Auch können sich diese Menschen mit der Naturmedizin nicht anfreunden oder sie bringen die hierfür nötige Geduld nicht auf. In solchen Fällen kann es sehr hilfreich sein, den Patienten ein paar Mal im Jahr eine Spritze mit Kortison oder einem ähnlich entzündungshemmenden Wirkstoff zu injizieren. Die Beschwerden gehen in kurzer Zeit zurück und die Betroffenen können wieder ihren Alltag meistern, wie das nachfolgende Beispiel eindrucksvoll zeigt.

Fallbeispiel: Die 84-jährige Elisabeth van Lier bekommt Spritzen und geht jeden Morgen schwimmen

»Ich bin jetzt 84 Jahre alt und meine beiden Knie sind kaputt. Im Jahr 2004 bin ich beim Aussteigen aus dem Auto an einer Baustelle in einen Aushub hineingefallen und habe mir dabei das Kreuzband im linken Knie gerissen. Erst 14 Tage später habe ich hiervon etwas bemerkt, weil ich auf einmal nicht mehr gehen konnte. Der erste Arzt meinte, ich hätte verkalkte Knie, und legte einen Salbenverband an. Zwei Wochen später bin ich in ein Krankenhaus gegangen. Dort wurde eine Überdehnung diagnostiziert. Passiert ist aber nicht viel. Insgesamt habe ich mich ein ganzes Jahr lang mit dem Knie herumgeschlagen, ohne dass da etwas gemacht wurde. Ich habe dann von einer Klinik in Kaiserslautern gehört. Dort wurde mir gegen die Entzündung eine Spritze gegeben, die sofort geholfen hat. Ich bin mit einem Stock in die Sprechstunde hinein und ohne Stock wieder raus. Seitdem habe ich ihn nicht mehr benutzt.

Kurze Zeit später hat das rechte Knie angefangen. Der Arzt stellte beim Röntgen fest, dass der Meniskus nicht mehr in Ordnung ist. Er meinte, ich sei aber zu alt für eine OP. Ich weiß, dass ich eine alte Frau bin, und außerdem war ich gar nicht scharf auf eine Operation. Der Arzt hat mir eine Spritze gegeben und anschließend war ich klasse drauf.

Am Anfang haben die ersten Spritzen ein Jahr lang gehalten. Dann sind die Abstände kürzer geworden. Beim letzten Arztbesuch meinte der Doktor, nun müsse man doch das rechte Knie operieren. Ich überlege mir das zurzeit, obwohl ich mit den Spritzen zufrieden bin.

Unterschiedliche Diagnosen

»Der Arzt hat mir eine Spritze gegeben und anschließend war ich klasse drauf.«

64

Im Moment bin ich wieder voll da. Seit 1. Mai gehe ich täglich im Freibad schwimmen. Ich reiße natürlich keine 2000 Meter mehr herunter, aber ich halte mich ganz gut. Von acht bis halb zehn bin ich im Schwimmbad. Ich schwimme alleine, weil ich gerne meine Ruhe habe. Anschließend nehme ich alle Düsen in Anspruch. Die Schwalldüsen, die Seitendüsen und die Sprudelpartie, das ist der Wahnsinn. Ich bin brezelbraun gebrannt.

Auf ebenem Waldboden kann ich ganz gut gehen. Wenn es aber steil wird, kriege ich Spannung in die Knie. Ich fahre sehr gerne Auto. Bis vor Kurzem hatte ich einen großen Peugeot, den musste ich verkaufen, da der Wagen schon 20 Jahre alt war und die Reparaturen zu teuer gekommen wären. Jetzt habe ich ein kleineres Modell. Wenn ich Lust habe, mache ich einen Ausflug nach Johanniskreuz im Pfälzer Wald. Wir haben doch eine tolle Urlaubsgegend hier. Ich habe meinen Balkon und den Wald vor der Tür, besser kann es mir doch gar nicht gehen.

Ich führe meinen Haushalt allein. Ich war mein ganzes Leben lang Hausfrau und habe drei Söhne aufgezogen. Mein Jüngster wohnt bei mir und die anderen besuchen mich, wenn sie Zeit und Lust haben.«

> *»Im Moment bin ich wieder voll da.«*

Besser als herkömmliche Schmerzmittel: Naturmedizin

Im Gegensatz zu den oben beschriebenen konventionellen Schmerzmitteln gibt es eine ganze Reihe von natürlichen Substanzen, die so gut wie nebenwirkungsfrei sind. Am besten kaufen Sie die naturmedizinischen Produkte in der Apotheke. Dies garantiert eine Qualität und Reinheit wie bei Medikamenten. Die

> *Es gibt natürliche Substanzen, die so gut wie nebenwirkungsfrei sind*

Wirkstoffe sind frei von Pestiziden, Schwermetallen oder Produktionsrückständen und die angegebene Wirkstoffmenge ist tatsächlich in den Produkten enthalten. Die Herstellungsverfahren sind auf einem hohen Niveau standardisiert.

Omega-3-Fettsäuren

Omega-3-Fettsäuren haben die angenehme Eigenschaft, entzündliche Prozesse im Körper zu bremsen. Sie können über die Nahrung aufgenommen werden (s. S. 160) oder als naturmedizinisches Produkt in Kapselform. Dann gibt es allerdings einen weniger angenehmen Aspekt bei diesem Wirkstoff, der darauf beruht, dass die meisten Darreichungsformen sehr stark nach Fisch riechen und schmecken. Diesem Stress mögen sich die wenigsten Patienten auf Dauer aussetzen. Sie beenden nach wenigen Tagen die Einnahme.

Omega-3-Fettsäuren können entzündliche Prozesse im Körper bremsen

Abhilfe schafft ein Produkt, das unter dem Namen »Provisan®« in Apotheken vertrieben wird. Es handelt sich um reinstes Fischöl, das in Deutschland verarbeitet wird. Doch statt eines Fischgeschmacks überrascht es mit einer angenehm limonigen Note. Dank dieses angenehmen Geschmacks ist es auch gut möglich, »Provisan« über einen längeren Zeitraum einzunehmen.

Chondroitin und Glucosamin

Neuere wissenschaftliche Studien in den vergangenen Jahren haben gezeigt, dass die Einnahme von Chondroitin und Glucosamin zu einem Wiedererstarken von angegriffener Knorpelsubstanz führt. Bei Röntgenaufnahmen im Stehen konnte ein deutlich größerer

Wiedererstarken von angegriffener Knorpelsubstanz

Der Sprechstunden-Tipp

Prüfen Sie sich ernsthaft, ob Sie die vorgeschlagenen naturmedizinischen Produkte wirklich über einen längeren Zeitraum einnehmen können und wollen. Ihre Compliance, also die Bereitschaft zur aktiven Mitarbeit bei der Therapie, ist für den Erfolg aller Maßnahmen extrem wichtig. Ohne Sie geht es nicht. Haben Sie mit bestimmten Mitteln oder anderen Therapievorschlägen ein Problem, melden Sie sich so früh wie möglich, damit wirksame Alternativen gefunden werden können.

Gelenkspalt als vor der Einnahme der beiden Stoffe diagnostiziert werden. Je größer der Gelenkspalt auf dem Röntgenbild, desto mehr Knorpelmasse ist vorhanden.

Die beiden Stoffe kommen im Kniegelenk vor, werden aber in zunehmendem Alter vom Körper in immer geringerer Menge selbst produziert. Glucosamin findet sich in der Knorpelgrundsubstanz und der Gelenkflüssigkeit, es ist für die Bildung mehrerer Bestandteile des Gelenks verantwortlich und wirkt entzündungshemmend. Natürlicher Lieferant für die Produktion von Glucosamin ist der Chitinpanzer von Schalentieren, für Chondroitin die Trachea (Luftröhre) von Schweinen. Der Verzehr von Produkten, bei denen das Chondroitin aus Haifischflossen gewonnen wurde, ist aus Gründen des Arten- und Tierschutzes abzulehnen. Chondroitin sorgt dafür, dass sich ausreichend Wasser im Knorpel bindet, was ihn elastisch hält. Chondroitin unterstützt außerdem die Bildung von Gelenkflüssigkeit und hat eine entzündungshemmende Wirkung.

Glucosamin findet sich in der Knorpelgrundsubstanz und der Gelenkflüssigkeit

Chondroitin und Glucosamin sollten am besten gemeinsam als Kombipräparat eingenommen werden. Nebenwirkungen sind bislang keine bekannt. Die einzige Herausforderung, die die beiden Substanzen an Sie stellt, betrifft Ihr Durchhaltevermögen. Chondroitin und Glucosamin gehören zu den langsam wirkenden Substanzen, im Englischen sprechen Fachleute von »slow acting drugs«. Der Knorpel in Ihrem Knie muss mindestens drei Monate lang mit den Wirkstoffen versorgt werden, ehe eine positive Veränderung zu beobachten ist. Kaufen Sie sich also am besten eine ausreichend große Packung, stellen Sie sie auf dem Esstisch in Sicht- und Reichweite und beginnen Sie umgehend mit der Kur. Optimal ist die Einnahme beider Substanzen gleichzeitig. Als sehr geeignetes Präparat hat sich ARTROSTAR®COMPACT in unserer Sprechstunde herausgestellt. Es enthält Glucosamin und Chondroitin (weitere Hinweise zum Hersteller Ormed im Adressteil).

Chondroitin und Glucosamin gehören zu den langsam wirkenden Substanzen

Der Sprechstunden-Tipp

Chondroitin und Glucosamin müssen in ausreichend hoher Konzentration eingenommen werden

Chondroitin und Glucosamin müssen in ausreichend hoher Konzentration eingenommen werden, sonst bringt das Ganze nichts. Bei Chondroitin liegt die Tagesdosis bei 1200 mg, bei Glucosamin bei 1500 mg. Die einzelnen Tabletten vieler deutscher Produkte erreichen diese Konzentration nicht. Hintergrund ist die Gesetzgebung, wonach so hoch dosierte Darreichungsformen unter das Arzneimittelgesetz fallen. Für die Hersteller würde dies zu sehr aufwendigen Prüf- und Genehmigungsverfahren führen. Daher werden viele Naturpräparate in Deutschland niedriger dosiert. Somit gelten die Stoffe als Nahrungsergänzung, was weniger strenge Auflagen nach sich zieht. Die Konsequenz für Sie als Kunde und Patient lautet: Nehmen Sie einfach so viele Tabletten zu sich, bis Sie die erforderliche Menge erreicht haben. An der empfohlenen Tagesdosis, die auf den Verpackungen zu lesen ist, dürfen Sie sich in solchen Fällen nicht stören.

Weidenrinde

Meist viel besser verträglich als herkömmliche Schmerzmittel sind Produkte aus Weidenrinde. Der Einsatz dieses Wirkstoffes hat eine lange Tradition, bereits Hildegard von Bingen empfahl Extrakte aus der Weidenrinde zur Schmerzbekämpfung. Die helfende Substanz der Weidenrinde heißt Salicin.

Meist besser verträglich als herkömmliche Schmerzmittel: Produkte aus Weidenrinde

Manche magenempfindlichen Menschen haben mit Salicin allerdings Probleme, sie vertragen es nicht. Die Reizung des Magens geschieht auf dem gleichen biochemischen Pfad, auf dem auch die Schmerzbekämpfung stattfindet. Entweder Sie kennen Ihren Magen bereits oder Sie sammeln mit der Einnahme von Weidenrinde erste Erfahrungen hinsichtlich seiner Empfindlichkeit.

Weidenrindeextrakte gibt es in Apotheken. Sie werden zum Beispiel unter dem Namen Assalix® vertrieben. Die empfohlene Tagesdosis liegt zwischen 60 und 120 mg.

Teufelskralle

Der Name Teufelskralle kommt von den kleinen Widerhaken, mit denen sich die Früchte der Pflanze im Fell vorbeiziehender Tiere festkrallen. In der traditionellen Medizin von Süd- und Südwestafrika hat die Teufelskralle ihren festen Platz. Auch bei uns wurde die Wirksamkeit bereits in klinischen Studien nachgewiesen. Die Wirkung der Teufelskralle ist bei degenerativen Gelenkerkrankungen demnach genauso gut wie der Effekt herkömmlicher Schmerzmittel. Gemäß den vorliegenden Studienergebnissen sind der wässrige Extrakt (z.B. Doloteffin®, 2,4 g pro Tag) oder das Wurzelpulver (z.B. Harpadol®, etwa 2,5 g pro Tag) gegen Arthrosebeschwerden zu empfehlen. Wie bei den anderen pflanzlichen Präparaten sollten Sie viel Geduld mitbringen. Die Teufelskralle entfaltet nur langsam ihre Wirkung. Wenn Sie jedoch nach einem Vierteljahr noch keine Linderung verspüren, sollten Sie auf ein anderes Präparat setzen.

Auch bei der Teufelskralle sollten Sie viel Geduld mitbringen

Der Sprechstunden-Tipp

Die meisten Patienten vertragen Teufelskralle recht gut. Weil die wirksame Substanz jedoch ein Bitterstoff ist, kann sie dem einen oder anderen auf den Magen schlagen. Wer weiß, dass er Gallensteine hat, sollte von vorneherein auf Teufelskralle verzichten.

Arnika

Arnika baut Schwellungen ab. Daher bekommen alle Patienten, die sich in der Lutrina Klink einer Operation unterziehen, vor dem Eingriff entsprechende Kügelchen (Globuli) verabreicht. Die Wirkung ist enorm, denn die Knie sind nach der Operation deutlich dünner als bei Patienten ohne Arnika-Einnahme. Für die Anwendung zu Hause ist Arnikasalbe aus der Apotheke zu empfehlen.

Arnika baut Schwellungen ab

In der Schulmedizin ist die Homöopathie heftig um-
stritten. Kritisiert wird vor allem das Fehlen wissenschaftlicher Studien. Genau dies sei überhaupt nicht
möglich und würde dem Wesen ihres Ansatzes wider-
sprechen, halten Homöopathie-Vertreter dagegen.
Die Präparate sind so niedrig dosiert, dass sie pharma-
kologisch unbedenklich sind. Manche Potenzen sind
jenseits der Grenze der Nachweisbarkeit. Vor diesem
Hintergrund ist ein pragmatischer Umgang mit der Homöopathie angesagt und es gilt wie immer der Leitsatz:
Wer heilt, hat recht.

Wer heilt, hat recht

Enzyme

Genau wie Arnika wirken bestimmte Enzyme wie Bromelain oder Papain abschwellend und entzündungshemmend. Daher ist ihr Einsatz nach Operationen und
in Zeiten von aktivierter Arthrose sinnvoll.

Bromelain

Aus den Stämmen der Ananaspflanze wird der Wirkstoff Bromelain gewonnen. Da dieses Enzym Eiweiß
spalten kann, das bei einer Gefäßstauung mit nachfol-
gender Schwellung in einer Flüssigkeit aus den Gefäßen
strömt, geht im Kniegelenk die Schwellung zurück, der
Druckschmerz lässt nach. Bromelain wirkt außerdem
Entzündungen entgegen. Das Enzym lässt das Blut
schneller fließen, wodurch der Abtransport uner-
wünschter Stoffwechselreste sowie die Versorgung mit
wertvollen Nährstoffen verbessert wird.

*Abbau von
Schwellungen,
entzündungs-
hemmende
Wirkung*

Papain

Aus der Papaya wird das Enzym Papain gewonnen. Die
eiweißspaltende Wirkung entfaltet sich sowohl in der

Küche (man kann damit Fleisch zart machen) als auch in der Behandlung von Kniebeschwerden. Hier lässt Papain das Bindegewebe geschmeidig werden. Da das Enzym verbrauchtes Gewebe abbaut, unterstützt es die Wundheilung. Zudem fördert Papain das Abklingen von Entzündungen.

Enzyme: bei akuten Beschwerden mindestens eine Woche und bei chronischen Leiden nicht weniger als vier Wochen einnehmen

Der Sprechstunden-Tipp

Achten Sie auf eine optimale Qualität der Enzyme. Wegen seiner guten biologischen Wirksamkeit raten wir in der Sprechstunde zur Einnahme des Präparates ENERGETICUM® Enzym Plus (siehe auch Adressteil). Dieses Produkt enthält Bromelain und Papain. Als Nahrungsergänzungsmittel entfalten die Stoffe nur dann ihre Wirkung, wenn sie richtig dosiert und lange genug eingenommen werden. Enzyme sollten bei akuten Beschwerden mindestens eine Woche und bei chronischen Leiden nicht weniger als vier Wochen eingenommen werden. Mitunter können leichte Verdauungsbeschwerden auftreten. Wenn Sie zu allergischen Reaktionen neigen, sollten Sie vor einer Enzymkur mit Ihrem Arzt reden.

Cayennepfeffer (Chili)

Ein paar Tipps sollten Sie bei der Anwendung von Cayennepfeffer unbedingt beachten: Er ist ausschließlich zur äußeren Anwendung geeignet und darf keinesfalls eingenommen werden. Nach dem Auftragen einer Salbe sollten Sie die Hände gründlich waschen. Dies klingt alles deshalb so dramatisch, weil Cayennepfeffer eine recht starke Wirkung entfaltet. Der Wirkstoff Capsaicin entleert die Speicher mit den Botenstoffen der Schmerzübertragung und zerstört feine Nervenenden. Selbst wenn die Patienten mit der ersten dreimonatigen Behandlung fertig sind, hält die schmerzstillende Wirkung noch an. Erst einige Monate später muss das Capsaicin wieder aufgetragen werden. Der Wirkstoff regt die Durchblutung des Gewebes stark an und lässt Entzündungen zurückgehen. Das Knie schwillt ab. Cayennepfeffer hat es aus diesem Grund in das Behandlungs-Stufenschema der weltweit größten und wichtigsten wissenschaftlichen Vereinigung zur Erforschung und Verbesserung der Arthrosetherapie geschafft (OsteoArthritis Research Society International, kurz OARSI).

Capsaicin regt die Durchblutung des Gewebes stark an und lässt Entzündungen zurückgehen

Achten Sie beim Kauf darauf, dass die Salbe einen Capsaicin-Anteil von 0,02 bis 0,05% enthält. Mehrmals am Tag sollten Sie die Salbe auftragen.

Wenn Sie Ihre Knie mit Cayennepfeffer behandeln, kann es sein, dass sich die gesunde Haut rötet, ein wenig brennt und zu jucken beginnt. Dies ist völlig normal. Wenn Ihre Haut jedoch bereits angegriffen ist, sollten Sie auf den Einsatz dieses Mittels verzichten und Alternativen finden. Manche Patienten reagieren auf Cayennepfeffer mit allergischen Reaktionen.

Hagebutte

Die Hagebutte, zu Tee oder Marmelade verarbeitet, schmeckt lecker. Wenn aus ihr nach einem bestimmten patentierten Verfahren jedoch Kapseln oder Pulver gemacht werden, kann sie sogar sehr effektiv Gelenkbeschwerden lindern.

Hagebutte kann sehr effektiv Gelenkbeschwerden lindern

Die wilde Hagebutte enthält als Wirkstoff ein bestimmtes Galaktolipid. Dies ist eine chemische Substanz, die aus einem Zuckeranteil und Fettsäuren besteht. Dieser

*Das Hagebutten-
pulver hat auch
antioxidative
Wirkung*

Wirkstoff trägt den Namen GOPO® und gilt in For-
scherkreisen als die botanische Version von Fischöl.
Der Wirkstoff verhindert, dass die am Entzündungs-
prozess beteiligten weißen Blutkörperchen ins »Kampf-
gebiet« einwandern. Außerdem hat das Hagebuttenpulver antioxidative Wirkung, verhindert also die Bildung von freien Radikalen, die den Knorpel schädigen.
Die positive Wirkung von Hagebuttenpulver wurde in
zwei wissenschaftlichen Studien untermauert, die
bereits auf dem Arthrose-Weltkongress OARSI (siehe
auch den Abschnitt über Cayennepfeffer) vorgestellt
wurden. Die Schmerzen der Patienten ließen nach und
die Beweglichkeit der Gelenke nahm zu. Die Studien
wurden mit einem Pulver namens Litozin® durchgeführt, das in Apotheken erhältlich ist. Zu Beginn der
Behandlung sollte morgens und abends je ein Löffel
mit 2,5 g eingenommen werden. Dies ergibt eine
Tagesdosis von 5 g. Bei den Kapseln sollten Sie morgens und abends je vier Stück einnehmen. Die Wirkung tritt nach vier bis sechs Wochen ein. Die Teilnehmer der wissenschaftlichen Studien berichteten davon,
dass die Wirkung auch noch lange Zeit nach dem Ende
der Untersuchung anhielt.

Weihrauch
Bereits vor 3000 Jahren wurde das Naturheilmittel
Weihrauch in Indien zu therapeutischen Zwecken verwendet. Im alten Ägypten und bei den Römern wurde
es bei kultischen Handlungen eingesetzt. Heute kennen die meisten von uns Weihrauch aus der katholi-
schen Kirche und es ist bekannt, dass er eine mild
berauschende Wirkung hat. Aus diesem Grund gehört
die Behandlung mit Weihrauch stets in die Hand erfah-

rener Mediziner. Von einer Selbstmedikation ist im Falle von Weihrauch abzuraten.

Weihrauchbäume in Indien, Ostafrika und dem arabischen Raum sind die Lieferanten eines wertvollen Harzes, das aus vielen Inhaltsstoffen besteht. Medizinisch interessant sind die Boswelliasäuren, die entzündungshemmende Mechanismen entfalten. Aus diesem Grund sind sie für die Behandlung von aktivierter Arthrose sehr gut geeignet. Die Wirksamkeit von Weihrauch wurde in wissenschaftlichen Untersuchungen nachgewiesen. In den neueren medizinischen Studien kam immer wieder die indische Weihrauchart Boswellia serrata zum Einsatz. Achten Sie bei der Verwendung auf diese Bezeichnung.

Boswelliasäuren entfalten entzündungshemmende Mechanismen

Entspannungstechniken bei Schmerzen

(Die nachfolgenden Kapitel bis Seite 87 unten stammen von den Autoren Dr. Johanna Michel, Dr. Hermann Schmidt und Jutta Schultis, MVZ Medizinisches Versorgungszentrum für interdisziplinäre Schmerztherapie, Neustadt an der Weinstraße, Kontaktdaten siehe Adressteil.)

In der Schmerztherapie werden mit den Entspannungstechniken mehrere Ziele verfolgt. Die Muskelspannung wird gesenkt, körperliche Verspannungen werden gelockert. Dies dient der Entlastung des schmerzenden Bereichs – in diesem Fall Knie und Bein. Weiterhin werden Verspannungen, die durch Schonhaltung entstehen, aufgehoben und gelindert.

Daneben geht es aber auch darum, psychische Spannungszustände zu lindern, wenn beispielsweise nega-

In der Schmerztherapie werden mit den Entspannungstechniken mehrere Ziele verfolgt

tive Gedanken oder Ängste die Patienten beherrschen oder sie nachts unter Schlafstörungen leiden – ein Problem, das viele Patienten mindestens genauso quält wie die Schmerzen selbst. Im Entspannungszustand erleben die Patienten auch wieder ihren Körper als Ganzes, mit all seinen intakten und schmerzfreien Anteilen. Im Alltag tritt das Knie sehr häufig in den Vordergrund, alles dreht sich um den schmerzhaften Bereich. Der Rest des Körpers wird weniger bis gar nicht wahrgenommen, dabei stellt er doch den weitaus größeren Teil desselben dar.

Im Entspannungszustand kann der Patient wieder Vertrauen zu seinem Körper finden und sich wohlfühlen. Negativen Überzeugungen wird entgegengewirkt.

Jeder muss die für sich richtige Entspannungstechnik finden

Welche Entspannungstechnik die richtige ist, hängt dabei sehr stark von den individuellen Vorlieben des Patienten ab. Immer wieder kommen Patienten zur Überzeugung, dass »sie einfach nicht entspannen können« oder nicht »der Typ für Entspannung« seien. Dies liegt häufig daran, dass sie mit einer Entspannungstechnik begonnen haben, die ihnen nicht liegt. Da diese Techniken in der Regel als Gruppentherapie angeboten werden, vergleichen sie sich dann frustriert mit anderen Kursteilnehmern, die von dieser einen Technik sehr profitierten und gut mit ihr klarkamen. Die daraus resultierenden Misserfolgserwartungen verhindern anschließend, dass der gewünschte Entspannungszustand eintreten kann. Deswegen ist es wichtig, Patienten beim Auswählen der geeigneten Technik die Idee mitzugeben, dass sie aus einer Vielzahl von Möglichkeiten diejenige aussuchen – und finden – müssen, die zu ihnen passt, so wie in der gesamten Schmerztherapie immer wieder darauf abgehoben wird, Umstände zu

schaffen und zu finden, die es ermöglichen, schmerz-
arm am Leben teilzunehmen. Im Folgenden werden
deshalb einige Techniken vorgestellt, die sich in der
Schmerztherapie häufig bewährt haben. Es gibt aber
noch unzählige andere Entspannungsangebote, die
ebenfalls gut und hilfreich sind.

Autogenes Training

Das autogene Training ist eine Form der konzentrati-
ven Selbstentspannung. Es wurde vom Berliner Psy-
chiater Johannes Heinrich Schultz entwickelt und 1932
in seinem Buch »Das autogene Training« publiziert. Bei
dieser Technik geht es darum, durch innere Bilder eine
körperliche Entspannung herbeizuführen. Die Vorstel-
lung von Schwere und Wärme führt dazu, dass diese
Gefühle körperlich spürbar werden.

Körperliche Entspannung wird durch innere Bilder herbeigeführt

Der Charme dieser Technik für Schmerzpatienten liegt
darin, dass sie unmittelbar vor Augen geführt bekommen, wie der innere Dialog die Körperwahrnehmung
bestimmt und sich dieser Umstand zum Guten nutzen
lässt. Für Menschen mit einer gewissen Suggestibilität ist
das autogene Training eine sehr geeignete Technik, die
zu tiefer Entspannung führt. Sie ist weit verbreitet und
überall anwendbar. Es werden zahlreiche Kurse von Ärz-
ten, Psychologen und anderen Anbietern durchgeführt.

Progressive Muskelentspannung

Die progressive Muskelentspannung, auch progressive
Muskelrelaxation (PMR) genannt, ist eine Behandlungs-
methode gegen Schmerzen und Muskelverspannun-
gen. Sie geht auf den Arzt Edmund Jacobson zurück,

der diese Technik ebenfalls in den Zwanzigerjahren des letzten Jahrhunderts vorgestellt hat.

Dieses Verfahren ist körperorientierter, die Entspannung wird dadurch herbeigeführt, dass man bestimmte Muskelgruppen zunächst anspannt und sich die natürliche Ermüdung der Muskulatur zunutze macht, um im anschließenden Auflösen der Spannung den Effekt wahrzunehmen, dass der Muskeltonus dabei unter das Ausgangsniveau sinkt.

Dabei geht es nicht darum, Muskeln maximal anzuspannen (wie es manchmal vorgeschrieben wird), sondern darum, die Wahrnehmung zu schulen, wie es sich anfühlt, wenn Muskeln anspannen. Gerade bei Schmerzpatienten ist dieses Gefühl häufig in Vergessenheit geraten, sie spüren die Anspannung oft erst, wenn sie sich als Schmerz bemerkbar macht. Eine Spannung rechtzeitig wahrzunehmen und aufzulösen, ist ein wichtiger Schritt in der Schmerzreduktion.

Es geht darum, die Wahrnehmung zu schulen

Viele Patienten haben bereits die Erfahrung gemacht, dass sich Spannung im Körper ausbreitet. In der Muskelentspannung erleben sie, dass dieses Phänomen auch für die Entspannung gilt. Das heißt, man muss nicht alle Muskeln anspannen, um eine Ganzkörperentspannung herbeizuführen, schmerzende Bereiche – wie zum Beispiel das Knie und das Bein – können problemlos ausgelassen werden und davon profitieren, dass die Entspannung aus den anderen Muskeln in den entsprechenden Körperbereich hineinströmt. Diese Erfahrung ist für viele Patienten sehr entlastend und inspirierend.

Sowohl das autogene Training als auch die Muskelentspannung können als Vorbereitung für Fantasiereisen und zur Selbsthypnose genutzt werden. Besonders hilfreich wird dabei das sogenannte Schmerzfocussing erlebt, bei dem sich die Patienten ganz bewusst und unbefangen in der Entspannung ihren Schmerzen zuwenden, sie beobachten und wahrnehmen und ihre Wahrnehmung in innere Bilder umwandeln. Anschließend kann man versuchen, diese Bilder zu modifizieren und umzugestalten, sodass die Schmerzen sich zum Positiven verändern und leichter auszuhalten sind.

Für Patienten, die über eine gewisse motorische Unruhe verfügen und nicht gerne still liegen oder sitzen, gibt es eine Vielzahl von Entspannungen aus der Bewegung heraus. Die bekanntesten sollen kurz angerissen werden.

Es gibt auch eine Vielzahl von Entspannungen aus der Bewegung heraus

Yoga

Yoga ist eine besondere Form der Entspannungstechnik. Es soll durch Meditation, Enthaltsamkeit und körperliche Übungen unter besonderer Berücksichtigung der Atmung eine harmonische Verbindung von Körper und Geist angestrebt werden. Die Methode stammt aus Indien und lässt sich auf eine sehr alte philosophische Lehre zurückführen.

Qigong und Tai-Chi

Diese beiden Techniken haben sich in den vergangenen Jahren steigender Beliebtheit erfreut. Sie sind Bestandteil der Traditionellen Chinesischen Medizin (TCM). Beiden gemeinsam ist, dass durch gezielte, langsame und kontrollierte Bewegungen der gestörte Energiefluss im Körper wieder harmonisiert werden soll und auf diese Art schmerzende Gelenke entlastet und trainiert werden. Für Schmerzpatienten, die diese Techniken erlernen möchten, ist es wichtig, dass sie sie unter erfahrener Anleitung einüben.

Feldenkraismethode

Diese Methode hat ihren Namen nach dem Begründer Moshe Feldenkrais, der Ende der Vierzigerjahre des 20. Jahrhunderts seine »Bewusstheit durch Bewegungen« vorgestellt hat. Der Entspannungszweig seiner Bewegungstherapie zielt dabei darauf ab, Bewegungen jederzeit optimal und harmonisch auszuführen. Ziel der Feldenkraismethode ist es, über die eigene bewusste Körperwahrnehmung neue Bewegungsmuster einzuüben, um die erkrankten Gelenke zu schonen. Hierzu wird sich zuerst bewusst gemacht, welche entsprechenden Muskeln und Gelenke an den Bewegungen beteiligt sind. Anschließend werden Bewegungen gesucht, die die ursprüngliche Bewegung vereinfachen und erleichtern. Diese neuen Bewegungsmuster werden zunächst erst gedanklich, dann Schritt für Schritt langsam eingeübt.

Bewegungen jederzeit optimal und harmonisch ausführen

Alexandertechnik

Die Methode wurde von dem Australier Frederic M. Alexander (1869–1955) begründet und hat Moshe Feldenkrais in seiner Arbeit beeinflusst. Das Ziel der Alexandertechnik ist das Einüben gesünderer, schonenderer Bewegungsabläufe des Körpers. Es ist keine direkte Therapiemaßnahme, sondern eher eine Anleitung zum bewussten Gebrauch des Körpers beim Stehen, Gehen, Sitzen, Tragen von Lasten und Aufstehen. Dementsprechend finden sich Ausbilder für Alexandertechnik häufig unter den Physio- und Ergotherapeuten.

Schmerztherapie ohne Medikamente

In diesem Kapitel werden vor allem elektrische Therapien zur Schmerzbekämpfung vorgestellt.

Akupunktur

Die Akupunktur ist ein Teilgebiet der Traditionellen Chinesischen Medizin (TCM). Zur Durchführung kommen Nadeln (lateinisch: acus = die Nadel, pungere = stechen) oder auch Laserimpulse. Die Akupunktur kommt insbesondere in der Schmerzbehandlung zur Anwendung. Bei der Behandlung der Kniearthrose konnte in Studien eine deutliche Linderung der Schmerzsymptomatik nachgewiesen werden. Eine Heilung ist durch Akupunktur nicht zu erreichen. Geschädigte Gewebestrukturen werden durch die Therapie nicht erneuert.

Die Akupunktur kommt insbesondere in der Schmerzbehandlung zur Anwendung

Elektrotherapie

Die Elektrotherapie ist eine Form der Schmerztherapie. Es werden mittels Aufsetzen von Elektroden auf die Haut elektrische Ströme durch den entsprechenden Körperbereich geleitet. Durch diese Ströme wird die Weiterleitung von Schmerzimpulsen aus dem erkrankten Gelenk unterbrochen oder reduziert.

Sonderform: TENS-Therapie

TENS ist die Abkürzung für Transkutane Elektrische Nerven-Stimulation. Bei dieser Form der elektrischen Schmerzbehandlung werden schwache elektrische niederfrequente Ströme benutzt. Die Ströme werden über Hautelektroden verabreicht. Diese werden um das entsprechende Gelenk geklebt. Die Impulsgeber sind in kleinen transportablen Geräten untergebracht. Der große Vorteil der TENS-Therapie ist der, dass sie vom Patienten selbst durchgeführt werden kann und somit jederzeit verfügbar ist.

Iontophorese

Elektrische Schmerztherapien

Die Iontophorese ist eine weitere Form der elektrischen Schmerztherapie. Über einen schwachen galvanischen Strom werden auf die Haut aufgetragene, entzündungshemmende und schmerzstillende Wirkstoffe in das unter der Haut gelegene Gewebe transportiert. Die Wirksamkeit ist besonders bei der uns hier interessierenden Kniegelenkarthrose erwiesen.

Lasertherapie

Bei der Lasertherapie sollen Knorpelzellen stimuliert sowie der Zellstoffwechsel und die Bildung von neuem Bindegewebe angeregt werden, was zur Schmerzreduktion führt. Es werden hierzu Lasergeräte benutzt, die ein gebündeltes, sehr energiereiches kaltes Licht aussenden.

Medikamentöse Schmerztherapie

Das wichtigste Ziel bei der Behandlung der Arthrose ist die Verbesserung der Beweglichkeit der Gelenke, damit die Tagesaktivitäten ohne wesentliche Beeinträchtigungen durchgeführt werden können. Erwiesenermaßen führt eine zunehmende Bewegungseinschränkung zu einem Fortschreiten der Arthrose. Durch eine individuell angepasste Schmerztherapie werden die Patienten wieder beweglicher und eine erfolgreiche krankengymnastische Bewegungstherapie wird ermöglicht.

Durch eine individuell angepasste Schmerztherapie werden die Patienten wieder beweglicher

Der Teufelskreis aus Schmerz – Bewegungseinschränkung – zunehmender Arthrose – Schmerzverstärkung muss frühzeitig unterbrochen werden. Die Bildung eines Schmerzgedächtnisses muss in jedem Falle verhindert werden. Das heißt, jeder akute Schmerz muss entsprechend schmerztherapeutisch behandelt werden, damit er nicht chronisch wird.

In der modernen Schmerztherapie kann durch Kombination nichtmedikamentöser Behandlungsmaßnahmen und entsprechender Schmerzmedikamente eine weitgehende Schmerzfreiheit oder Schmerzreduktion erreicht werden. Dies führt zu einer deutlichen Steigerung der Lebensqualität und auch Verminderung von Ängsten im normalen Tagesablauf.

In der modernen Schmerztherapie kann eine weitgehende Schmerzfreiheit erreicht werden

Von der Weltgesundheitsorganisation wurde vor 20 Jahren eine Empfehlung zur Schmerztherapie veröffentlicht, die auch bei der Arthrosebehandlung zur Anwendung kommt. Die WHO unterscheidet ein dreistufiges Therapieschema, welches dem Arzt als Leitlinie dient, von dem aber auch in entsprechenden Fällen abgewichen werden kann.

Insbesondere in letzter Zeit wird die Therapie zunehmend direkt mit Medikamenten der Stufe II und III begonnen.

Stufe I

Hier kommen einfache Schmerzmittel zur Anwendung. Medikament der ersten Wahl ist wegen der geringen Nebenwirkungen der Wirkstoff Paracetamol. Dieser hat jedoch eine ausschließlich schmerzlindernde Wirkung. Eine zusätzliche antientzündliche Wirkung hat dagegen die Gruppe der nichtsteroidalen Antirheumatika (NSAR). Wegen dieser antientzündlichen Wirkung geht man auch von einem gewissen Schutz des Knorpels durch die Einnahme dieser Medikamente aus. Dies ist jedoch in Studien noch nicht eindeutig belegt. Hauptvertreter dieser Gruppe sind die Wirkstoffe Acetylsalicylsäure, Diclofenac und Ibuprofen.

NSAR – im Rahmen akuter Schmerzperioden sind diese Medikamente sehr hilfreich

Im Rahmen akuter Schmerzperioden sind diese Medikamente sehr hilfreich. Bei einer aktivierten Arthrose – das heißt, es besteht im Rahmen der Arthrose eine entzündliche Begleiterkrankung – sollten die Medikamente eingesetzt werden, bis die Entzündung abgeklungen ist. Wegen der doch erheblichen Nebenwirkungen der NSAR auf Nieren und Magen-Darm-Trakt ist eine Dauerbehandlung nicht empfehlenswert. Eine besondere Gefährdung gilt für Patienten über 65 Jahre.

Bei erhöhtem Risiko für Magen-Darm-Erkrankungen kann eine gleichzeitige Gabe von Magenschutzpräparaten wie zum Beispiel Omeprazol verordnet werden. Auch durch die Verordnung von Cox-2-Hemmern kann die Gefahr von Nebenwirkungen bezüglich des Magen-Darm-Trakts gesenkt werden. Cox-2-Hemmer sind kor-

tisonfreie entzündungshemmende Medikamente. Diese hemmen das Enzym Cyclooxygenase-2 (Cox-2), welches für die Entwicklung von Entzündungen und die Schmerzentstehung eine wichtige Rolle spielt. Bei annähernd gleicher schmerzhemmender Wirkung treten bei Cox-2-Hemmern deutlich weniger Nebenwirkungen am Magen-Darm-Trakt auf als bei den herkömmlichen NSAR. Cox-2-Hemmer sind jedoch für Patienten mit Herz-Kreislauf-Risiken nicht geeignet.
Neuere Medikamente wie Tolperison und Flupirtin zeichnen sich durch eine geringe Nebenwirkungsrate aus. Sie beeinflussen die Hinterhornzellen des Rückenmarks und damit die Schmerzleitung und führen dadurch zu einer Muskelentspannung und Schmerzreduktion.

Bei Cox-2-Hemmern deutlich weniger Nebenwirkungen

Stufe II

Kann durch eine Therapie mit Medikamenten der Stufe I keine ausreichende Schmerzlinderung oder Schmerzfreiheit erzielt werden, können zusätzlich oder statt der Einnahme von NSAR Medikamente der Stufe II verabreicht werden. Hier handelt es sich um schwach wirksame Opioide.
Da die Substanzen der Stufe I und II unterschiedliche Wirkmechanismen haben, ist oft die Kombination beider Substanzklassen sehr sinnvoll. Schwache Opioide der Stufe II sind Wirkstoffe wie Tilidin/Naloxon oder Tramadol.
Die Dauer und Dosis der Behandlung orientiert sich an der zu erreichenden Schmerzreduktion bis zur möglichen Höchstdosis unter Beachtung auftretender Nebenwirkungen.

Medikamente der Stufe II – schwach wirksame Opioide

Stufe III

Ist auch durch die Behandlung mit Medikamenten der Stufe II keine ausreichende Schmerzfreiheit zu erzielen, kommen die Substanzen der Stufe III zum Einsatz.

Manchmal ist der Einsatz starker Opioide nötig

Dies sind starke Opioide wie Morphin, Oxycodon, Hydromorphon oder Fentanyl.

Opioide in Retardform können und sollen über einen langen Zeitraum eingenommen werden. Ein Wirkungsverlust oder eine Wirkungslosigkeit nach längerer Einnahme ist nicht zu befürchten. Organschäden wie durch die Einnahme anderer Schmerzmittel treten nicht auf.

Bei der Therapie starker chronischer Schmerzen mit Schmerzmitteln der Stufe III können jedoch Nebenwirkungen wie Übelkeit, Erbrechen, Verstopfung, Juckreiz oder Müdigkeit auftreten. Diese typischen Nebenwirkungen klingen jedoch meistens nach zwei Wochen ab und können in den überwiegenden Fällen entsprechend therapiert werden. Die Dosis dieser Medikamente muss jedoch immer individuell überwacht und angepasst werden. Durch neue Medikamentenkombinationen können auch die oft gefürchteten Nebenwirkungen wie zum Beispiel Verstopfungen deutlich reduziert werden.

Zusätzliche Behandlungsmöglichkeiten des Schmerzes

Neben den bereits erwähnten Verfahren stehen weitere Methoden zur Schmerzbehandlung zur Verfügung, bei denen die Mittel durch Injektionen oder Infusionen verabreicht werden.

Therapeutische Lokalanästhesie

Die therapeutische Lokalanästhesie stellt eine sehr wirksame zusätzliche Therapiemaßnahme dar. Sie hat stark durchblutungsfördernde und direkte schmerzstillende Wirkungen. Es kommen örtliche Betäubungsmittel (Lokalanästhetika) zur Anwendung, die entweder direkt in die schmerzende Stelle (Infiltration) oder an den den Schmerz leitenden Nerv (Nervenblockade) oder an die den Schmerz leitenden Nervenstrukturen auf Höhe des Rückenmarks injiziert werden. Für die Injektionen werden sehr feine Nadeln benutzt.

Durch entsprechende therapeutische Lokalanästhesie-Behandlungen kann im Rahmen intensiver physiotherapeutischer Behandlungen weitgehend schmerzfrei trainiert und die Beweglichkeit verbessert werden.

Die therapeutische Lokalanästhesie stellt eine sehr wirksame zusätzliche Therapiemaßnahme dar

Neuraltherapie

Bei der Neuraltherapie handelt es sich ebenfalls um eine Form der Injektionsbehandlung mit Lokalanästhetika. Hier kommt traditionell, nach Allergietestung, oft Procain zur Anwendung.

Im Unterschied zur direkten therapeutischen Lokalanästhesie werden auch Störherde wie Narben umspritzt, um negative Nervenimpulse, die zum Teil für das Schmerzgeschehen mitverantwortlich sind, auszuschalten.

Eine Form der Injektionsbehandlung mit Lokalanästhetika

Infusionsbehandlungen

Durch spezielle Infusionen können sowohl Entzündungen der Gelenke behandelt werden als auch ganz allgemein Schmerzen gelindert werden.

Behandlung bei Arthrose im Frühstadium

Nichtoperative Behandlung

Laufstil verbessern

Deutschland rennt. Viele Menschen haben sich dem Laufsport verschrieben und trainieren für Cityläufe bis zu zehn Kilometern, den nächsten Halbmarathon … oder sie wollen es ganz genau wissen und absolvieren die volle Marathon-Distanz. Damit aus dem ehrgeizigen Training kein Nachteil für die Knie erwächst, sollten ambitionierte Läufer ihren Laufstil optimieren. Viele Hobbysportler haben sich im Laufe ihres Lebens fehlerhafte Bewegungsmuster angewöhnt. Knackpunkte sind die Haltung des Fußes sowie das Abrollen. Die Sportler bemerken die Abweichungen nicht und die anderen Teilnehmer einer Laufgruppe können selten *Fehlerhafte* entsprechende Hinweise geben. Klarheit schafft eine *Bewegungsmuster* Untersuchung, die bevorzugt beim Sportarzt, aber *erkennen* auch beim orthopädischen Schuhmacher bzw. in einem Laufschuhladen durchgeführt werden kann. Schnell werden die Verbesserungsmöglichkeiten erkannt. Die Veränderung der Fußstatik ist mitunter minimal, hat aber für das Knie große Effekte. Mit anderen Worten: Selbst ein Feintuning kann in der Sache schon viel helfen.

Zur Diagnose stehen Laufbandanalysen sowie elektronische Fußdruckmessungen zur Verfügung. Eine mit Sensoren versehene Platte oder eine elektronische Messsohle zeigt an, welche Belastung an welcher Stelle des Fußes herrscht. Das Entscheidende hierbei ist, dass die Messung während des Gehens vorgenommen wird und die Belastung der Füße realistisch widerspiegelt. Die Ergebnisse werden am Bildschirm grafisch dargestellt, verschiedene Einfärbungen signalisieren, ob alles in Ordnung ist oder ob Handlungsbedarf besteht. Wenn ja, werden Einlagen auf Grundlage dieser Messungen angefertigt. Da regelmäßiges Laufen nicht nur für Arthrosepatienten, sondern für alle Aktiven eine erhöhte Belastung darstellt, sollte im Grunde jeder Hobbysportler seine Laufschuhe mit individuell angepassten Einlagen aufrüsten.

Der Physio-Tipp

Ihr Körper hat sich in vielen Jahren an Ihre persönlichen Bewegungsmuster gewöhnt. Muskeln, Sehnen und Gelenke sind hierauf abgestimmt, selbst wenn das Aufsetzen und Abrollen nicht optimal abläuft. Eine Korrektur geht nicht über Nacht. Räumen Sie Ihren Füßen und Knien ausreichend Zeit ein. Nicht ein oder zwei Wochen, sondern ein paar Monate sollten Sie für die Eingewöhnungszeit einplanen. Legen Sie die neuen Sohlen am Anfang nur für zehn Minuten in die Schuhe und laufen Sie danach mit Ihren alten Sohlen weiter. Steigern Sie diese Zeit schrittweise. Ganz wichtig: Damit Ihr Bewegungs- und Stützapparat sich schonend an die neuen Verhältnisse gewöhnen kann, sollten Sie niemals Einlagen und Schuhe auf einmal wechseln. Entscheiden Sie sich in Absprache mit Ihrem Arzt oder Schuhmacher, was zuerst gewechselt werden soll, und gehen Sie schrittweise vor. Trauen Sie sich, auch neue Einlagen in Ihre alten Schuhe zu legen. Ihre Füße danken es Ihnen.

Eine Korrektur der Bewegungsmuster dauert Monate

AuBioRiG®-Schuhe

Wie Ihnen diese Schuhe helfen können, erfahren Sie ab Seite 113.

Vibrationstraining

Es gibt nicht viele Trainingsgeräte, die für Hochleistungssportler genauso geeignet sind wie für betagte Senioren. Geräte zum Vibrationstraining gehören dazu. Russische Kosmonauten haben sie in den 1970er-Jahren erstmals eingesetzt, um den Muskelschwund in der Schwerelosigkeit zu bremsen. Mittlerweile schwören Hollywoodstars genauso darauf wie deutsche Profifußballer.

Genauso geeignet für Hochleistungssportler wie für betagte Senioren

Der Übende stellt sich einfach auf die Platte, hält sich fest, schaltet das Gerät an und los geht's. Die Platte vibriert 30- bis 50-mal pro Sekunde. Dies sorgt dafür, dass Übende in jedem Fall trainiert werden – ob sie wollen oder nicht. In gewissem Sinn wird der ganze Körper durchgerüttelt. Dies löst reflexhafte Vorgänge in den Muskeln aus, gegen die man sich nicht wehren kann. Es werden hierbei im Gegensatz zu vielen anderen Trainingsmethoden viele tiefer liegende Muskeln angesprochen, die sonst passiv bleiben. Jede Trainingseinheit dauert höchstens zehn Minuten, pro Woche sind zwei bis drei Einheiten völlig ausreichend.

Das Vibrationstraining schult die Koordination und dient dem Muskelaufbau. Darüber hinaus kräftigt es die Knochen und sorgt für eine erhöhte Knochendichte. Starke Muskeln und vitale Knochen sind für die Funktion des Kniegelenks von großer Bedeutung. Eine gute muskuläre Führung entlastet die Gelenke nachweislich. Die Muskeln fangen einen Teil der Belastung ab, die normalerweise ein gesunder Knorpel neutrali-

90

siert. Auch die Knochen müssen bei Arthrose mehr abfedern als sonst üblich.

Der durch Arthrose angegriffene Knorpel erlebt beim Vibrationstraining Folgendes: In schneller Folge wird er be- und entlastet. Dies regt das auf Seite 19 beschriebene »Hineinwalken« von Nährstoffen in besonderer Weise an.

Der Physio-Tipp

1. Wenn Sie sich für ein Vibrationstraining entscheiden, denken Sie bitte an die ausreichende Versorgung Ihres Knorpels mit Nährstoffen wie Chondroitin, Glucosamin oder Kollagen-Hydrolysat. Nur so erzielen Sie die maximalen Effekte. Außerdem sollten Sie viel trinken, damit Ihre Gelenke schön »durchsaftet« werden können.

2. Achten Sie bei Arthrose auf das richtige Maß an Belastung. Das Vibrationsgerät kann auf verschiedene Stufen eingestellt werden. Fragen Sie am besten Ihren Arzt oder Physiotherapeuten, was für Sie angemessen ist. In Zeiten von aktivierter Arthrose ist ein Training nicht zu empfehlen.

Worauf man beim Vibrationstraining achten sollte

Die Wirksamkeit des Vibrationstrainings lässt sich durch verschiedene Übungen steigern, die während der Vibration gemacht werden. Lassen Sie sich diese zeigen und gehen Sie dann zum Beispiel langsam in die Hocke, winkeln Sie ein Bein nach hinten ab oder stellen Sie sich auf die Zehenspitzen. Ihr Physiotherapeut kennt noch mehr Übungen.

Mittlerweile gibt es eine Weiterentwicklung der klassischen Rüttelplatte. Der Physiomat® des deutschen

Herstellers EPL (siehe Adressteil) vibriert nicht nur, sondern er verfügt über zwei bewegliche Messplatten mit Bewegungsfeedback. Wie zuvor beschrieben, wird die Wirksamkeit des Vibrationstrainings durch spezielle Übungen im Physiomat®, die über das dynamische Training mit Bewegungsfeedback durchgeführt werden, gesteigert.

Auf einem flachen Bildschirm zeigt das Gerät dem Benutzer, welche Übungen er absolvieren soll und wie er sich dabei angestellt hat. Die Ergebnisse werden gespeichert und erlauben eine Dokumentation des Trainingsfortschritts.

*Der Physiomat®
verfügt über ein
spezielles
Programm zur
Behandlung der
Kniearthrose*

Der Physiomat® verfügt über ein spezielles Programm zur Behandlung der Kniearthrose. Außerdem kann man mit ihm gezielt die Koordinationsfähigkeit schulen und den jeweils erreichten Zwischenstand objektiv messen.

Funktionelle Osteopathie und Integration®
Ab Seite 102 erfahren Sie, wie Ihnen die Funktionelle Osteopathie und Integration® helfen kann.

Chondroitin und Glucosamin
Über das Zwillingspärchen in der Gelenkversorgung ist bereits in Kapitel »Besser als herkömmliche Schmerzmittel: Naturmedizin«, Seite 65f., alles gesagt. Lesen Sie dort doch einmal nach, wie Ihnen Chondroitin und Glucosamin helfen können.

Kollagen-Hydrolysat
Der Name des Wirkstoffs verrät schon sein Prinzip, das einfacher nicht sein könnte. Die menschliche Knorpelsubstanz besteht zu 70 % aus Kollagen. Diesem Eiweiß

verdankt sie ihre enorme Elastizität und Zugfestigkeit. Nun findet im Knorpel, ähnlich wie in den Knochen, ein ständiger Auf- und Abbau statt. In einem gesunden Gelenk ist dieser Prozess im Gleichgewicht, in einem von Arthrose betroffenen Gelenk wird jedoch mehr Kollagen ab- als aufgebaut. Die Schutzschicht im Gelenk wird beschädigt und es kommt zu Schmerzen. So lag es nahe, dass die moderne Forschung nach Wirkprinzipien suchte, welche diesen Teufelskreis durchbrechen. Seit nunmehr 25 Jahren wird in diesem Zusammenhang die Wirkung von Kollagen-Hydrolysat in zahlreichen internationalen Studien untersucht. Heute weiß man, dass der Wirkstoff die körpereigenen Knorpelzellen anregt, vermehrt neues Kollagen zu produzieren. Während Medikamente zwar häufig die Symptome der Arthrose erfolgreich lindern, wirkt Kollagen-Hydrolysat der eigentlichen Ursache, nämlich dem erhöhten Knorpelabbau, erfolgreich entgegen.

Kollagen-Hydrolysat regt die körpereigene Kollagenproduktion an

Mittlerweile sind zahlreiche Anbieter von Kollagen-Hydrolysat-Produkten auf dem Markt. Beim Kauf sollte darauf geachtet werden, dass der Wirkstoff hoch dosiert enthalten ist. Die empfohlene Tagesdosis liegt bei 10 g. Zu achten ist zudem auf eine flüssige Darreichungsform, da so der Wirkstoff besser vom Körper aufgenommen werden kann.

Vorher
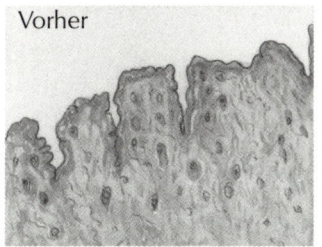

Nachher
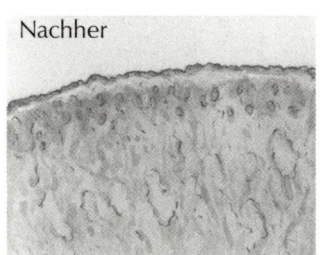

Nach drei Monaten: Veränderung des Gelenkknorpels durch Kollagen-Hydrolysat

93

In der Knie-Sprechstunde haben wir gute Erfahrungen mit dem hoch dosierten Nahrungsergänzungsmittel CH-Alpha® des Herstellers Gelita Health Products GmbH gemacht (siehe Adressteil). Die in Apotheken erhältlichen Trinkampullen enthalten neben 10g Kollagen-Hydrolysat außerdem noch den Tagesbedarf an Vitamin C, welches dem Schutz der Gelenkzellen vor freien Radikalen dient. Zudem unterstützt Vitamin C das Kollagen-Hydrolysat beim Aufbau des Knorpels und ist für den Erhalt von Knochen und Stützgewebe notwendig. Auch weist CH-Alpha® die derzeit beste Studienlage auf. Bisher liegen Untersuchungen an über 2300 Arthrosepatienten vor. Sie alle hatten zum Ergebnis, dass die Schmerzen zurückgingen und sich die Gelenkbeweglichkeit erheblich verbesserte. Da es sich bei Kollagen-Hydrolysat um ein natürliches Eiweiß handelt, ist die Einnahme unbedenklich, Nebenwirkungen sind nicht bekannt.

Vitamin C unterstützt das Kollagen-Hydrolysat beim Aufbau des Knorpels

Der Sprechstunden-Tipp

Die positive Wirkung von Kollagen-Hydrolysat stellt sich erst nach einiger Zeit ein. Deswegen sollte die Behandlung über mindestens drei Monate erfolgen. Auch wenn Sie noch keine Arthrose haben, aber gelenkbelastenden Berufen oder Sportarten nachgehen, ist eine vorsorgliche Einnahme zu empfehlen.

Die Wirkung stellt sich erst nach einiger Zeit ein

Wärme und Kälte

Finden Sie am besten selbst heraus, auf was Sie gut ansprechen und ob es Ihnen eher nach einer Rotlichtlampe oder kühlendem Magerquark ist. Auch trotz leicht erhöhter Temperatur in ihren Gelenken (aufgrund aktivierter Arthrose) fragen manche Patienten in der Knie-Sprechstunde nach Möglichkeiten, die Knie zu erwärmen. Kälte wird meistens dann als wohltuend empfunden, wenn das Knie überreizt ist und Schmerzen verursacht.

Die Knie kühlen: Zur Senkung der Temperatur stehen mehrere Verfahren zur Verfügung. Ganz praktisch in der Handhabung sind Kühlmanschetten oder Kältepacks, die auch zur Behandlung von Sportverletzungen und bei Unfällen eingesetzt werden. Wegen akuter Erfrierungsgefahr dürfen Sie auf keinen Fall die Kühlelemente aus dem Eisfach Ihres Kühlschranks direkt auf die Haut legen. Umwickeln Sie das Knie immer zuerst mit einem Handtuch, ehe Sie mit dem Kühlen beginnen. Wenn Sie nichts extra kaufen möchten, geht das Kühlen am besten so: Packen Sie einfach ein paar Eiswürfel in eine Tüte und zerstoßen Sie sie. So verteilt sich die kühlende Masse besser um das runde Knie.

Mehrere Verfahren zur Senkung der Temperatur

Ein traditionelles Hausmittel fördert sowohl bei Sportverletzungen als auch bei Arthrosebeschwerden das Abschwellen des Knies: Magerquark. Kaufen Sie am besten den billigsten Quark mit dem geringsten Fettanteil. Je mehr Eiweiß der Quark hat, desto besser wirkt er. Ein hoher Fettanteil wäre nur gut für die Haut, doch um die geht es ja rund um die Knie nicht. Tragen Sie den Quark fingerdick auf einem Geschirrhandtuch auf, umwickeln Sie Ihr Kniegelenk und dichten Sie alles mit ein paar Lagen Frischhaltefolie ab. Machen Sie die ganze Prozedur am besten abends vor dem Zubettgehen. Am nächsten Morgen ist Ihr umwickeltes Knie deutlich schlanker als am Vorabend. Warum? Wegen des unterschiedlichen osmotischen Drucks zieht der Quark qua-

Magerquark hat abschwellende Wirkung

si wie ein Staubsauger die Flüssigkeit aus dem Gelenk und lässt es abschwellen.

Wärmebehandlung: Eine Wärmebehandlung entspannt die Muskeln. Die Adern weiten sich und die Durchblutung steigt. Schlacken und schmerzauslösende Stoffwechselprodukte können vom Blut schneller abtransportiert werden. Viele Möglichkeiten der Wärmebehandlung sind bestens bekannt. Das Angebot reicht von der klassischen Rotlichtlampe über warme Kleidung inklusive langer Unterhosen bis hin zur Wärmflasche. Leicht in den Alltag zu integrieren ist die Anwendung von Kirschkernkissen, die Sie im Backofen oder der Mikrowelle auf Temperatur bringen. Wärmesalben und Pflaster gibt es in jeder Apotheke.

Verschiedene positive Wirkungen der Wärmebehandlung

Vor allem zum Ausspannen am Ende eines Tages sind Voll- und Teilbäder mit Zusätzen von Heublume, Rosmarin, Wacholder oder Latschenkiefer geeignet. Fango- oder Moorpackungen sind ebenfalls gute Möglichkeiten der Wärmebehandlung.

Massagen

Ein besonders schonendes und effektives Verfahren, um geschwollene Knie wieder schlank zu bekommen, stellt die Lymphdrainage dar. Der Masseur weiß genau, wie er die sogenannten Lymphpforten öffnen muss, damit die angestaute Lymphflüssigkeit abtransportiert wird. Diese Flüssigkeit enthält unerwünschte Abbauprodukte. Die Massage bringt den Stoffwechsel in Schwung, wodurch wertvolle Nährstoffe schneller zum Knie transportiert werden.

Die Lymphdrainage ist besonders schonend und effektiv

Damit sie wirkt, sollte eine Lymphdrainage dreimal pro Woche durchgeführt werden. Das Verfahren ist auch zur Behandlung direkt nach Operationen geeignet.

Bei einer klassischen Massage werden die Muskeln etwas kräftiger durchgeknetet als bei einer Lymphdrainage. Der angepeilte Effekt ist ähnlich wie bei der Wärmebehandlung. Die verspannten Muskeln sollen sich lösen und die Durchblutung soll an Fahrt gewinnen. Lassen Sie sich einen guten Masseur von Ihrem Arzt oder Physiotherapeuten empfehlen und vertrauen Sie auf Ihr Gefühl. Wenn Sie nach der Behandlung verspannter sind als zuvor, sollten Sie sich weiter umhören.

Triggerpunktbehandlung

Wegen des Schmerzes in den Knien nehmen viele Arthrosepatienten häufig fast unbemerkt Ausweichhaltungen ein. Hierdurch müssen Muskeln, die dafür nicht vorgesehen sind, viel mehr leisten, als sie eigentlich können. In ihrem tiefer liegenden Kern verhärten sich diese Muskeln. Es bilden sich Triggerpunkte, auch Schmerzpunkte genannt. Die Betroffenen verspüren Schmerzen direkt an den Punkten oder auch weiter entfernt, weil die Triggerpunkte bis dorthin ausstrahlen.

Muskeln verhärten sich bei Überlastung

Rund um die Knie können bei zahlreichen Arthrosepatienten solche Punkte lokalisiert werden. Durch die Haut kann man sie fühlen, sie machen sich als verhärtete Stellen im tiefer liegenden Gewebe bemerkbar. Bei der Behandlung drückt der Therapeut so lange auf die Triggerpunkte, bis der Schmerz langsam nachlässt. Dieser Ablauf wird von den Patienten in der Regel als wohltuend empfunden, obwohl zunächst eine Aktivierung des Schmerzpunktes stattfindet. Durch die Behandlung löst sich die Muskelverspannung am Triggerpunkt, die Durchblutung wird gefördert und die Schmerzen lassen nach.

Die Behandlung sollte dreimal pro Woche durchgeführt werden. Sie ist für Betroffene geeignet, denen andere Massageformen als zu sanft erscheinen. Dehnungsübungen sowie eine Wärmebehandlung am Knie können die Wirkung des Verfahrens unterstützen.

Operationen

Arthroskopie

Den grundsätzlichen Ablauf einer Arthroskopie können Sie auf S. 56f. nachlesen.

Nachbehandlung: Je nachdem, wie groß der reparierte Knorpelschaden war, muss der Betroffene Unterarmstöcke benutzen. Direkt nach der Operation wird das Knie mithilfe von Enzymen wie Bromelain und Papain sowie einer Kältebehandlung wieder schlank gemacht. Schmerzlindernde Medikamente gehören nach der OP zum Standardprogramm. Von entscheidender Bedeutung für den Heilungsprozess ist der rechtzeitige Beginn der Physiotherapie. Die krankengymnastischen Übungen sollten intensiv und diszipliniert durchgeführt werden. So wird das gewünschte Bewegungsausmaß erreicht und die Muskulatur gestärkt.

Wichtig: der rechtzeitige Beginn der Physiotherapie

Meniskus-Operation

Dem Meniskus wurde in den vergangenen Jahren zunehmend mehr Beachtung geschenkt. Erfahrene Operateure versuchen mittlerweile, so viel wie möglich vom Meniskus zu retten, wenn er verletzt oder verschlissen ist. Der Meniskus ist schließlich ein Multitalent. Er überträgt die Last vom Ober- auf den Unterschenkel, stabilisiert das Knie bei allen Bewegungen, verteilt

Druck auf die Gelenkoberflächen und trägt zur Schmierung und Ernährung des Gelenks bei. Grund genug also, einen lädierten Meniskus wieder zu reparieren. Geschieht das nicht, ist die Entstehung einer Arthrose so gut wie programmiert. Das liegt an der besonderen Materialqualität. Eine aufgerissene Meniskuskante ist sehr hart und schmirgelt den Knorpel herunter.

Eine nichtbehandelte Meniskusverletzung führt meist zu Arthrose

Frische Meniskusrisse werden im Rahmen einer minimalinvasiven Operation wieder genäht. In den anderen Fällen wird defektes Meniskusgewebe entfernt. Hierbei gilt die Devise: So viel wie nötig, so wenig wie möglich. Entfernte Meniskusteile können durch ein spezifisches Material, das Collagen-Meniskus-Implantat (MENAFLEX) ersetzt werden. Nähere Informationen hierzu ab Seite 35.

Behandlung bei mittlerer Arthrose

Nichtoperative Behandlung

Chondroitin und Glucosamin
Über Chondroitin und Glucosamin finden Sie alle wichtigen Informationen auf Seite 66, bitte informieren Sie sich dort.

Kollagen-Hydrolysat
Alle wichtigen Infos zu diesem Wirkstoff finden Sie ab Seite 92, bitte lesen Sie dort nach.

Orthokin®-Therapie
Die Orthokin®-Therapie zählt zur molekularen Orthopädie. Bei dieser Therapie handelt es sich um ein Ver-

fahren, bei dem aus Patientenblut mithilfe spezieller Blutentnahmeröhrchen ein Serum mit erhöhten Konzentrationen antientzündlicher Zytokine wie IL-1Ra und zahlreicher Wachstumsfaktoren hergestellt wird. Dieses Serum wird anschließend in einer Serie von sechs bis zehn Injektionen lokal in das betroffene Gelenk reinjiziert.

Die Wirksamkeit und Sicherheit der Orthokin®-Therapie wurde nachgewiesen

Die Wirksamkeit und Sicherheit der Orthokin®-Therapie wurde in verschiedenen kontrollierten klinischen Studien nach internationalen Standards untersucht und nachgewiesen. Alle Daten deuten darauf hin, dass das Voranschreiten der Erkrankung gehemmt wird.

Von Oktober 2003 bis September 2006 wurde bei Kniearthrose eine randomisierte, prospektive, placebokontrollierte Studie in Zusammenarbeit mit der orthopädischen Klinik der Heinrich-Heine-Universität in Düsseldorf durchgeführt. Bei knapp 400 Patienten wurde die Wirksamkeit und Sicherheit der Orthokin®-Therapie im Vergleich zu Hyaluronsäure und Placebo (Kochsalzinjektionen) über insgesamt zwei Jahre untersucht. Die Orthokin®-Therapiegruppe war dabei sowohl der Hyaluronsäure- als auch der Placebogruppe in allen gemessenen Parametern überlegen. In Bezug auf die Zielkriterien Schmerz, Gelenksteifigkeit, Gelenkfunktion, Lebensqualität und Zufriedenheit mit dem Therapieerfolg waren die Werte nahezu doppelt so gut wie in den Vergleichsgruppen. Die Nebenwirkungsrate in der Orthokingruppe war vergleichbar mit der in der Placebogruppe und sogar niedriger als in der Hyaluronsäuregruppe. Weitere Hinweise zur Orthokin®-Therapie finden Sie im Adressteil.

Hyaluronsäure

Bei Hyaluronsäure handelt es sich um einen körpereigenen Stoff. Er sorgt dafür, dass es im Knie wieder wie geschmiert läuft, die Gleitfähigkeit innerhalb des Gelenks wird verbessert. Außerdem hat Hyaluronsäure eine knorpelaufbauende Wirkung. Interessant ist in klinischer Hinsicht die Tatsache, dass Hyaluronsäure eine krankheitsmodifizierende Wirkung hat, die Krankheit verändert sich, ohne dass man weiß, warum. Vier Wochen, nachdem das Mittel ins Knie gespritzt wurde, ist es dort nicht mehr nachweisbar. Trotzdem dauert die positive Wirkung an. Das Medikament geht sozusagen von sich aus in die Nachspielzeit und erzielt wertvolle Treffer. Andererseits ist auch bekannt, dass die Substanz nicht gleich nach dem Anpfiff, sprich der Injektion, wirkt. So richtig in Fahrt kommt die Hyaluronsäure erst nach einigen Wochen. Um auch in dieser Zeit schon einen positiven Effekt zu erzielen, kann Hyaluronsäure sehr gut mit dem Wirkstoff Kortison kombiniert werden. Kortison wirkt sehr schnell und überbrückt die Zeit, bis sich die Hyaluronsäure in Szene setzt.

Hyaluronsäure wird unter anderem unter dem Handelsnamen »Durolane« vertrieben. Einmal gespritzt, wirkt »Durolane« bis zu sechs Monate. Andere Präparate müssen viel häufiger injiziert werden, um den gleichen Effekt zu erzielen. Im Gegensatz zu früheren Zeiten, in denen Hyaluronsäure aus Hahnenkämmen gewonnen wurde, basiert »Durolane« auf einem nichttierischen Wirkstoff, der nach einem patentierten Verfahren stabilisiert ist. Hierdurch sind allergische Reaktionen ausgeschlossen.

Hyaluronsäure verbessert die Gleitfähigkeit innerhalb des Gelenks

Hyaluronsäure kann mit Kortison kombiniert werden

Injektionen nicht unterschätzen!

Der Sprechstunden-Tipp
Lassen Sie sich bitte eine Spritze ins Gelenk nicht in Ihrem Wohnzimmer geben. Eine solche Injektion darf nicht unterschätzt werden und sollte nur in sterilem Umfeld vorgenommen werden. Achten Sie bitte darauf, dass Ihr Arzt so etwas routinemäßig macht und entsprechend hohe Fallzahlen im dreistelligen Bereich vorweisen kann.

Wärme und Kälte
Auch bei mittlerer Arthrose können Wärme und Kälte Linderung verschaffen. Nähere Informationen finden Sie ab Seite 94 (siehe unter »Behandlung bei Arthrose im Frühstadium«).

Massagen
Eine ausführliche Darstellung lesen Sie ab Seite 96 (im Kapitel »Behandlung bei Arthrose im Frühstadium«).

Bandagen
Da Bandagen auch bei schwerer Arthrose helfen können, finden Sie alles Wissenswerte ab Seite 119 (im Kapitel »Behandlung bei schwerer Arthrose«).

Funktionelle Osteopathie und Integration®

Der menschliche Körper reagiert auf ein entstandenes Problem im Bewegungsapparat immer als Ganzes

Die Funktionelle Osteopathie und Integration®, kurz FOI® genannt, geht davon aus, dass der menschliche Körper auf ein entstandenes Problem im Bewegungsapparat immer als Ganzes reagiert, da alle Gelenke miteinander in Verbindung stehen und aufeinander einwirken. Demzufolge befindet sich die Ursache für einen Knieschmerz nicht im Knie. Die Entstehung des

Schmerzes ist woanders zu suchen. Statische Veränderungen der Wirbel und des Beckens sind die eigentliche Ursache für Funktionsstörungen und Blockierungen.

Einiges hierzu findet sich auch schon in dem Exkurs »Benachbarte Gelenke: Hüfte und Füße« ab Seite 27. Dort wird auch dargestellt, wie sich Fußfehlstellungen negativ auf das Knie auswirken können.

Bei statischen Veränderungen des Beckens reagieren die Patienten meist mit einer Verkürzung der Hüftbeugemuskulatur. Das Bein führt die gewünschte Streckung nicht korrekt aus und innerhalb des Knies treffen die Knochenflächen von Oberschenkel und Unterschenkel nicht richtig aufeinander. Eine asymmetrische Belastung beginnt und führt zu einem ungleichen Knorpelabbau.

Bei der Behandlung nach dem Prinzip der FOI® geht es darum, die Knochen wieder an ihren richtigen Platz zu bringen. Der Therapeut ermöglicht dem Becken, wieder in das gewünschte Streckmuster zu gelangen und das unerwünschte Beugemuster zu überwinden.

Behandlung nach dem Prinzip der FOI®: die Knochen wieder an ihren richtigen Platz bringen

Die Gelenke werden in ihrem natürlichen und funktionellen Bewegungsmuster unterstützt. Während der Behandlung nimmt der Therapeut eine dreifache Korrektur vor: Er verändert die Stellung der Knochen zueinander, die Beweglichkeit der Gelenke und die Spannung der Muskeln, sodass alle funktionell bedingten Probleme mit dieser Therapie zu beseitigen sind.

Die Behandlung wirkt auf die im Kleinhirn abgespeicherten Bewegungsmuster. Deshalb sollen die Patienten nach Ende einer Therapieeinheit unbedingt 20 Minuten spazieren gehen. Beim Laufen registriert das Kleinhirn die neue Position der Gelenke zueinander

Eine Neuprogrammierung der Bewegungsmuster

und nimmt eine Neuprogrammierung der Bewegungsmuster vor. Muskeln, die bislang wenig oder nichts getan haben, müssen jetzt aktiv(er) werden und andere Muskeln müssen lernen loszulassen. In der nächsten Behandlungseinheit kann der Therapeut an dem erzielten Fortschritt der vorangegangenen Stunde anknüpfen.

Bei vielen Patienten zeigen sich nach einer Behandlung folgende Reaktionen: Sie verspüren ein Gefühl, das an Muskelkater erinnert. Es ist außerdem nichts Ungewöhnliches, wenn ein zunächst reduzierter Schmerz nach einigen Tagen wieder auftaucht. Gleichzeitig passiert es, dass sich andere Beschwerden wie Schlafstörungen oder Magenbeschwerden bessern.

Der Physio-Tipp

Zur Sicherung des Behandlungsfortschritts ist es wichtig, dass die Patienten in den ersten beiden Tagen nach einer Therapie keine schweren Lasten tragen oder heben. Außerdem sollte auf anstrengende Sportarten wie Tennis oder Laufen verzichtet werden. Viel Trinken ist sehr nützlich, damit die Hüllen der Muskelfasern (Faszien) geschmeidig genug werden für die neuen Bewegungsmuster.

Stabilisierung der Therapiefortschritte

Zur Stabilisierung der Therapiefortschritte ist in einem zweiten Schritt der Beginn eines funktionellen Krafttrainings sinnvoll. Damit wird das neue Bewegungsmuster automatisch angewendet. (Infos zur FOI® von Gunter Röhrig, staatlich anerkannter Physiotherapeut und Heilpraktiker im Bereich der physikalischen Therapie und der Physiotherapie, Anschrift siehe Adressteil)

Motorbetriebene Bewegungsschiene (CPM)

Eine vielfach vernachlässigte, dabei aber völlig schonende und effektive Methode zur Arthrosebehandlung stellt der Einsatz von motorbetriebenen Bewegungsschienen dar. Das Kürzel CPM geht auf die englische Bezeichnung »continuous passive motion« zurück. Auf einer gepolsterten Schiene liegt das fixierte Bein des Patienten. Ein Elektromotor beugt und streckt ganz ohne Zutun des Patienten wie in Zeitlupe das Bein. Zwei Parameter werden auf die Bedürfnisse des Benutzers abgestimmt: das Bewegungsausmaß, also in welchem Umfang die Beugung und Streckung erfolgt, sowie die Geschwindigkeit der Bewegung. Die Patienten können je nach Reha-Fortschritt die Parameter selbstständig verändern.

Eine schonende und effektive Methode zur Arthrose- behandlung

Warum sich der medizinische Effekt einstellt, liegt auf der Hand. Das ständige Beugen und Strecken des Knies sorgt für Bewegung im Gelenk. Hierdurch können sehr effektiv frische Nährstoffe in den Knorpel hineingewalkt werden. Ein Vorgang, dessen umfassende Bedeutung für die Knorpelgesundheit auf Seite 19 beschrieben ist. Der praktische Vorteil des Geräts liegt darin, dass es zu Hause angewandt werden kann. Hier sollte es mindestens zwei bis drei Stunden am Tag benutzt werden. Während unten der Elektromotor surrt, können die Patienten etwas lesen, am Laptop arbeiten oder fernsehen. Viele Patienten in der Knie-Sprechstunde beschreiben CPM als »das beste Verfahren« und eine Patientin hatte es sogar nachts im Einsatz – sie schlief die ganze Zeit auf dem Rücken, während ihr Bein wie von Geisterhand geführt in Bewegung war.

Praktisch: Das Gerät kann zu Hause benutzt werden

Vibrationstraining
Auch bei Arthrose im mittleren Stadium ist diese Methode gut geeignet. Alle weiteren Informationen finden Sie ab Seite 90).

AuBioRiG®-Schuhe
Wie Ihnen diese Schuhe helfen können, erfahren Sie ab Seite 113.

Operationen

Arthroskopie
Alles zur Arthroskopie finden Sie auf Seite 56 sowie ab Seite 98.

Gezüchtete Knorpelzellen
Eine Methode, die seit Mitte der 1990er-Jahre praktiziert wird und bislang vorwiegend jüngeren Patienten mit eng umrissenen Knorpelschäden vorbehalten war, ist der Einsatz von gezüchteten Knorpelzellen. Bei einer ersten Arthroskopie wird minimalinvasiv gesunder Knorpel entnommen. Die Probe kommt ins Labor, wo auf einem Vlies in einer Art Brutkasten das Zellwachstum angeregt wird und neuer Knorpel entsteht. Nach etwa sechs Wochen ist eine ausreichende Menge entstanden, die bei einem zweiten Eingriff eingepflanzt wird. Im Anschluss wird mit einer intensiven Reha wieder für Kraft und Beweglichkeit gesorgt. Wie bei jeder Operationsmethode werden die Ärzte erfahrener und mutiger. Sie setzen mittlerweile gezüchteten Knorpel mit erfreulichen Ergebnissen auch bei etwas älteren Patienten ein, für die die Methode früher nicht infrage

Knorpel wird entnommen, gezüchtet und wieder eingepflanzt

kam. Ist die Beinachse der Betroffenen zu arg aus dem Lot geraten und weisen die Patienten starke X- oder O-Beine auf, ist der Einsatz von gezüchteten Knorpelzellen nur dann empfehlenswert, wenn auch eine Umstellungsosteotomie (siehe Seite 110) durchgeführt wird. Hierdurch wird der neue Knorpel nur jener Belastung ausgesetzt, die er auch längerfristig bewältigen kann.

Wurden gezüchtete Knorpelzellen ins Knie eingesetzt, müssen die Betroffenen ihre Knie rund vier bis sechs Wochen lang mit Gehstöcken entlasten. In dieser Zeit gehört der Einsatz einer Motorbewegungsschiene zur Standardtherapie. Der Patient legt das operierte Bein in diese Schiene und lässt es passiv ohne Belastung täglich über mehrere Stunden durchbewegen. Damit wird sichergestellt, dass die Gelenkbeweglichkeit erhalten bleibt und gleichzeitig der Heilungsprozess angeregt wird (siehe auch Seite 105).

Nachbehandlung

Fallbeispiel: Der 33-jährige Patrik Kondziella bekommt seine Arthrose mit einer Knorpelzellzüchtung in den Griff

»Als Jugendlicher habe ich die Leichtathletik als Leistungssport betrieben. Bei Läufen über 100 und 200 Meter wurde ich pfälzischer und rheinland-pfälzischer Meister und stand im C–Kader des DLV (Deutscher Leichtathletik-Verband). Mit 18 Jahren zog ich mir dann auf den deutschen Meisterschaften einen schweren Muskelteilabriss im rechten Oberschenkel zu. Aus diesem und aus beruflichen Gründen orientierte ich mich Richtung »Hobby«-Fußball um. Ich gab den Leistungssport auf und war in einer unteren Spielklasse aktiv. Mitte 2007 machten sich Beschwerden im rechten Knie bemerkbar, nach jedem Spiel hatte ich zwei Tage

Fallbeispiel

lang stechende Schmerzen. Bis zum nächsten Anpfiff hatten sich die Beschwerden verflüchtigt und ich absolvierte, wie Fußballer nun mal so sind, noch einige Partien trotz Beschwerden. Als Sportler habe ich ein gutes Körpergefühl und wusste, dass der Zustand auf Dauer nicht in Ordnung ist. Ein weiterer Belastungsfaktor für meine Knie sind die deutlich ausgeprägten O-Beine. Nach einem Tipp durch meinen früheren Leichtathletik-Trainer ging ich in eine Klinik in Heidelberg, wo eine

Fallbeispiel Knorpelzellzüchtung

Computertomografie gemacht wurde. Es wurde eine Veränderung am Knorpel festgestellt und zu einer Operation geraten, ich habe dies jedoch aus beruflichen Gründen erst mal hintenangestellt. Einige Fußballspiele später waren die Schmerzen so stark, dass ich in Landau einen zweiten Arzt konsultierte. ›Nicht operieren‹, hieß es dort. Jetzt stand ich zwischen zwei Meinungen. Eine gute Bekannte empfahl mir eine Klinik in Kaiserslautern. Damals kam gerade das Buch ›Die Knie-Sprechstunde‹ heraus und ich wusste, dass ich einen Spezialisten gefunden hatte. Da ich dort das beste Gespräch hatte, ließ ich mich von dem Arzt in Bad Dürkheim operieren. Er sagte, dass nur mit einer Kniespiegelung zu ermitteln sei, was mit dem Knorpel los ist. Nach dem Eingriff machte der Operateur eine schockierende Mitteilung. Ich hatte einen Knorpelschaden 4. Grades, der Knochen lag blank. Als 33-Jähriger ist dies eine schlimme Nachricht, ich wollte auf keinen Fall ein Invalide werden. Ohne Sport wollte ich nicht weitermachen und die Perspektive, mit 50 Jahren am Stock zu gehen, war sehr bedrückend. Eine professionelle Lösung musste her. Zum Glück hatte der Arzt bei dem Eingriff schon etwas gesunden Knorpel entnommen. Er schlug eine Knorpelzellzüchtung vor, die nach drei

Wochen wieder eingepflanzt wird. Ich stimmte zu und begann gleich mit Krankengymnastik, um bis zum 2. Eingriff wieder genügend Muskeln aufzubauen. Drei Tage vor dem Weihnachtsfest des Jahres 2007 wurde der gezüchtete Knorpel eingesetzt. Danach hatte ich zwei Wochen Urlaub. Der Zeitpunkt der OP war bewusst gewählt, als Key Account Manager bin ich beruflich stark eingespannt. Nach der OP musste ich einen ganzen Monat lang eine Orthese tragen, die das Bein komplett ruhig stellte. Die Muskeln gingen brutal zurück. Zur Reha bekam ich Lymphdrainage und ganz vorsichtige Krankengymnastik. Nach vier Wochen durfte ich eine Bewegungsorthese tragen und es begannen die Übungen zum Muskelaufbau. Jeweils morgens und abends ließ ich mein Bein von einer motorbetriebenen Bewegungsschiene (CPM) mobilisieren. Jeden Tag wurde es ein bisschen besser und ich habe den Bewegungsumfang der CPM Millimeter für Millimeter vergrößert. Die letzten Zentimeter habe ich mithilfe des Physiotherapeuten geschafft. Zum Muskelaufbau bin ich zusätzlich zur Physiotherapie auf dem Ergometer viel Rad gefahren und habe zahlreiche Übungen an den Geräten wie der Beinpresse oder für Adduktoren und Abduktoren gemacht. Das Knie hat sich langsam an die Bewegung gewöhnt. Jetzt spüre ich gar nichts mehr und ich habe absolut keine Schmerzen mehr. Mit Fußball will ich eine Verletzung nicht noch einmal provozieren. Deshalb habe ich wieder angefangen, leicht zu joggen, und ich werde mir wahrscheinlich ein Rennrad kaufen. Ich brauche einen Ausgleich zum Beruf und will meinen Körper in Schuss halten.«

Fallbeispiel Knorpelzellzüchtung

109

Microfracture

Alles Wissenswerte zu dieser OP-Methode ab Seite 122 (in dem Kapitel »Behandlung bei schwerer Arthrose«). Lesen Sie dort bitte nach.

Umstellungsosteotomie

Wie in mehreren Kapiteln bereits dargelegt (siehe zum Beispiel Seite 27, in dem Exkurs »Benachbarte Gelenke: Hüfte und Füße«), führt eine Fehlstellung der Beine (X- oder O-Beine) zu einer Fehlbelastung des Kniegelenks. Der Knorpel wird entweder innen oder außen stärker als von der Natur aus vorgesehen gefordert. Diese Überlastung kann zu einem Verschleiß führen. Die Schiefstellung des Beines lässt sich operativ korrigieren, der Fachausdruck hier-für heißt Umstellungsosteotomie. Bei der Operation schneidet der Chirurg am Schienbeinkopf den Knochen ein und stellt einen künstlichen Spalt her. Dieser wird so weit geöffnet, bis die gewünschte Korrektur erreicht ist. Die offene Passage wird mit einer winkelstabilen Platte aus Titan überbrückt und fixiert. Erreicht die Öffnung ein bestimmtes Maß, muss der Spalt mit Knochenmaterial aufgefüllt werden. Das nötige Spendermaterial kommt von der Gewebebank, die zum Beispiel Knochen, der beim Einsetzen von künstlichen Gelenken anfällt, verwertet. Dieses Material ist absolut unbedenklich, es wird gründlich auf Erreger und sonstige Fremdstoffe untersucht. Außerdem steht es schnell zur Verfügung. Die Alternative: Der Operateur entnimmt aus dem Beckenkamm des Patienten die nötige Masse an Knochenmaterial. Das Problem: Etliche Betroffene klagen nach dem Eingriff lange Zeit über Schmerzen am Becken.

Die Schiefstellung des Beines lässt sich operativ korrigieren

110

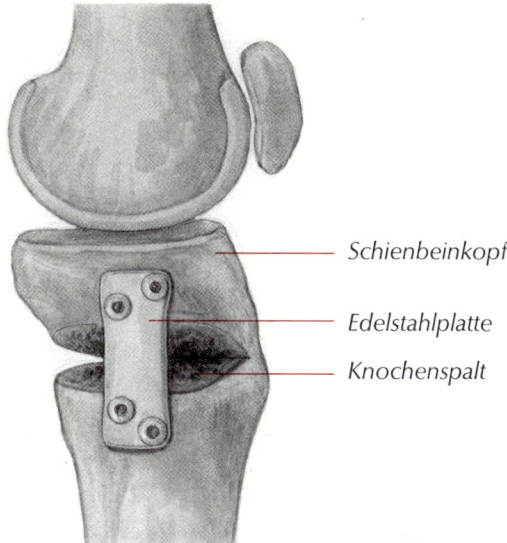

Schienbeinkopf

Edelstahlplatte

Knochenspalt

Umstellungs-
osteotomie

Die Umstellungsosteotomie ist für jüngere Menschen bis 40 oder 50 Jahre zu empfehlen. Ältere Menschen sollten hiervon Abstand nehmen. In einer langen Reha-Zeit muss mit viel Aufwand und Disziplin die verloren gegangene Muskelmasse und Koordinationsfähigkeit wieder aufgebaut werden. Nun gibt es zwar Patienten, die nach einer Umstellungsoperation sogar einen Triathlon bestreiten – dennoch kann man als Arzt nicht in dem gleichen Maße Prognosen über eine zu erwartende Schmerzfreiheit anstellen wie bei dem Einbau einer Schlittenprothese. Hier ist die Trefferwahrscheinlichkeit erkennbar höher. Auf ein weiteres Problem sei hingewiesen: Wer sich seine Beine hat begradigen lassen, kann später keine Schlittenprothese mehr bekommen. Die Operationstechnik schließt beide Verfahren am selben Bein aus.

In der Reha-Zeit sind Mitarbeit und Disziplin gefragt

111

Der besondere Fall: Arthrose der Kniescheibe
Vom Knorpelverschleiß ist normalerweise der innere oder äußere Teil des Gelenks betroffen, die Arthrose macht sich am Oberschenkel- oder Schienbeinknochen bemerkbar. Dies kann Schmerzen bei jedem Schritt verursachen. Nun gibt es eine besondere Form der Arthrose, die die Betroffenen nur beim Bergabgehen, beim Treppabgehen oder beim Hüpfen stört. In solchen Fällen ist die Kniescheibe betroffen. Wurde früher meist ein komplett neues Kniegelenk eingesetzt, betrachtet man heute diese Lösung als überdimensioniert. Zwei neue Operationsverfahren können mit weniger Aufwand sehr gut helfen.

Es gibt neue, weniger aufwendige Operationsverfahren

Korrektur des Kniescheibenansatzes: Der Ansatzpunkt der Kniescheibe wird durch einen kleinen Eingriff am Knochen so verändert, dass die Kniescheibe entlastet wird. Die Kniescheibe wird zudem mit der Abrasionstechnik nach Dr. Toft (siehe Literatur) zu neuem Knorpelwachstum motiviert. Nach dem Eingriff ist eine vierwöchige Reha nötig, in der der Patient das Bein nicht belasten darf. Der Einsatz einer motorbetriebenen Bewegungsschiene (CPM, siehe Seite 105) ist ein absolutes Muss.

Der Kniescheiben-Cut: Mit einem recht simplen Operationsverfahren sind in unserer Klinik nachhaltige Erfolge bei der Kniescheibenarthrose erzielt worden. Durch die Degeneration ist die Kniescheibe der Patienten meist etwas größer geworden, sie weist zudem kleine Zacken auf. Während des Eingriffs wird einfach ein ein Zentimeter breiter Streifen der Kniescheibe entfernt und die geöffnete Stelle vernäht. Fertig. Diese Operation hilft in vielen Fällen. Hintergrund ist die Tatsache, dass in den Knochen, die von Arthrose betroffen sind, der Druck wächst. Dieser kann durch die Eröffnung des Knochens gemindert werden. So lässt sich die Wirksamkeit des Kniescheiben-Cuts leicht erklären.

Behandlung bei schwerer Arthrose

Nichtoperative-Behandlung

AuBioRiG®-Schuhe

Evolutionsbiologisch gesehen ist der Mensch mindestens 200 000 Jahre alt. Damals streifte er als Jäger und Sammler barfuß durch unwegsames Gelände und lief mindestens 20 Kilometer – und zwar jeden Tag. Heute dagegen kommen moderne Büromenschen gerade einmal auf ein paar 100 Meter, die sie in modischen Schuhen auf harten Böden zurücklegen. Selten besteht heute noch die Möglichkeit des Barfußlaufens. Dabei wird bei dieser Art der Fortbewegung der Körper in optimaler Weise hinsichtlich Kraft, Koordination und Ausdauer trainiert. Wie bereits an anderen Stellen mehrfach erwähnt (Seite 27, Seite 103) wirken zahlreiche benachbarte Gelenke und Muskeln auf das Knie ein. Eine gerade Körperhaltung sorgt für eine symmetrische Belastung des Kniegelenks und stellt eine sehr gute Arthrosevorbeugung dar. Auch für die Behandlung eines bereits diagnostizierten Knorpelschadens ist es wichtig, die Kniebelastung wieder gleichmäßig zu verteilen, sodass der innere und der äußere Teil des Gelenks die gleiche Last zu tragen haben. Darüber hinaus sind starke Muskeln ebenfalls sehr wichtig. Mit ihrer Hilfe wird das Kniegelenk sauber geführt und sie helfen, Stöße und Schläge abzufangen.

Die Belastung des Kniegelenks sollte gleichmäßig verteilt sein

113

Angewinkelte Sohle: All diese gewünschten Faktoren lassen sich mühelos im Alltag quasi »im Vorübergehen« trainieren. Ein neuer Schuh mit dem Namen »chung shi AuBioRiG®« sorgt für viel Bewegung beim Gehen und Stehen. AuBioRiG® heißt ausgeschrieben *A*utomatisch *Bio*mechanisch *R*ichtiges *G*ehen und schon rein äußerlich unterscheiden sich die Schuhe von vielem, was man sonst so kennt. Die Sohle ist vorne und hinten je nach Modell 15 oder 20 Grad angewinkelt. In der Mitte der Sohle, also im Mittelfußbereich, ist ein Rollwiderstand eingebaut. Beim Gehen muss man diese Kippkante überwinden. Der vielschichtige Sohlenaufbau stabilisiert und aktiviert in der Vorwärtsbewegung. Im Fersenbereich fängt ein spezielles Puffersystem den aufkommenden ersten Stoß effektiv ab. Die Schuhe gibt es mittlerweile in vielen Modellen, sodass für modebewusste Frauen ebenso etwas dabei ist wie für die Träger dunkler Businessanzüge.

Ein neuer Schuh mit dem Namen »chung shi AuBio RiG®« sorgt für viel Bewegung beim Gehen und Stehen

Der AuBioRiG® erhöht beim Tragen deutlich die muskuläre und koordinative Aktivität der Benutzer. Im Stehen sinkt man mit der Ferse etwas tiefer nach unten als sonst. Es ist wie beim Barfußgehen am Strand, auch hier hinterlässt man beim Laufen im Fersenbereich einen vertieften Abdruck. Durch diese Position gehen automatisch die Schultern nach hinten, der Brustkorb öffnet sich und der gesamte Körper geht in eine aufgerichtete Position. Allein schon das Stehen ist kein passiver Akt mehr, denn zahlreiche größere und kleinere Muskeln sind ständig aktiv, um den Körper in Balance zu halten. Wer länger stehen muss, weil es zum Beispiel der Beruf erfordert, kann durch aktives Wippen von der Ferse auf den Vorfuß für zusätzliche Bewegung sorgen.

Der AuBioRiG® erhöht beim Tragen deutlich die muskuläre und koordinative Aktivität der Benutzer

114

Der Physio-Tipp

Wenn Sie den Schuh zum ersten Mal tragen, kann es sein, dass Ihre Füße richtig warm oder sogar heiß werden. Dies ist eine normale Reaktion aufgrund des erhöhten Stoffwechsels. Gewöhnen Sie sich einfach langsam daran und steigern Sie schrittweise die Zeit, die Sie in dem Schuh verbringen. Wenn Sie mit dem Schuh anfangs nach innen knicken, also eine zu starke Pronation aufweisen, legen Sie einfach ein paar angepasste Einlagen ein, die Sie sich beim Orthopäden verschreiben lassen. Wenn Ihre Muskulatur kräftig genug geworden ist, um die Pronation zu verhindern, können Sie auf die Einlagen wieder verzichten.

Muskeln und Blutfluss aktiviert: Auch die Muskeln sind mehr gefordert als sonst. An der Universität Calgary haben Forscher verglichen, was die wichtigsten Muskeln des Beines in normalen Schuhen und im AuBioRiG arbeiten müssen. Das Resultat ist eindeutig: Die Wadenmuskeln hatten satte 214% mehr zu tun, der Schienbeinmuskel kam auf eine Steigerung von 90% und auch der Vastus medialis (ein wichtiger Oberschenkelmuskel auf der Vorderseite des Beins) legte um 50% zu. Die kanadischen Forscher warfen auch einen Blick auf die Gelenke und fanden heraus, dass die Sprunggelenke und Knie mehr als sonst gebeugt werden. Hierdurch richtet sich der Körper stärker auf. Andererseits reduziert der Schuh die Belastung für Knie und Sprunggelenke während des Auftretens und Abrollens. Dass dieser Sachverhalt einen großen Pluspunkt für Arthrosepatienten darstellt, liegt auf der Hand.

Die Belastung für Knie und Sprunggelenke wird reduziert – ein Pluspunkt für Arthrosepatienten

115

AuBioRiG® bringt auch das Blut in Wallung. Die Venen-pumpen arbeiten kräftiger und sorgen für einen ver-stärkten Rückfluss Richtung Herz. Da die Durchblu-tungsfunktion in den Beinen und Füßen angeregt wird, können »saure Depots« im Bindegewebe besser abge-baut werden – ein Pluspunkt bei der Vorbeugung und Behandlung von Kniearthrose (siehe Seite 164, im Kapi-tel »Saures vermeiden«). Ein erhöhter Stoffumsatz in den Beinen kann auch dazu beitragen, die Einnahme von Vitalstoffen (siehe Seite 161f.) sowie Knorpelauf-baustoffen wie Chondroitin und Glucosamin (siehe Seite 66f.) zu optimieren. Vorteile im Vergleich zu anderen, ähnlichen Schuhen mit Winkelsohle: kein »Erlernen« des Gehens mit den Schuhen erforderlich, weniger Fehlermöglichkeit, die Verwendung von Einla-gen und Gehen im Gelände ist möglich.

Klare Tendenz: Den AuBioRiG®-Trägern geht es besser

Weniger Schmerzen nach Operation: Der AuBioRiG® ist bestens dafür geeignet, die Schmerzen nach dem Ein-bau einer Schlittenprothese, die nur den defekten Teil des Gelenks ersetzt, zu lindern (Seite 125). Dies ist das Ergebnis einer neuen Studie der Lutrina Klinik Kaisers-lautern. Hierzu wurden aus Patienten, denen eine Prothese implantiert worden ist, per Zufallsprinzip zwei Gruppen gebildet. Teilnehmer der einen Gruppe haben ab der zweiten Woche nach dem Eingriff die AuBioRiG-Schuhe getragen. Die anderen Untersu-chungsteilnehmer waren mit ihrem gewohnten Schuh-werk unterwegs. Zwei und sechs Wochen nach der OP wurden die Teilnehmer gebeten, mit Hilfe eines Frage-bogens genaue Angaben über ihre Beschwerden zu machen. Es zeigte sich eine klare Tendenz, dass es den AuBioRiG-Trägern besser geht.

Vibrationstraining

Dieses Verfahren ist gut geeignet für Patienten mit schwerer Arthrose, die zu Beginn einer Therapie noch nicht so mobil sind. Sie werden praktisch von der rüttelnden Platte in Bewegung versetzt. Siehe Seite 90.

Orthokin®-Therapie

Alles über dieses Verfahren der molekularen Orthopädie finden Sie ab Seite 99.

OA-Orthesen

Wenn sich die Arthrose nur auf der Innenseite oder nur auf der Außenseite des Kniegelenks zeigt, können spezielle Hilfsmittel Linderung verschaffen: die OA-Orthesen. OA steht für Osteoarthritis, den englischen Begriff für Arthrose. Gebaut sind die Orthesen wie ein Korsett fürs Knie. Es gibt sie in verschiedenen Größen und ein Probetragen im Sanitätshaus ist absolut angesagt. Manche Hersteller haben auch Maßanfertigungen im Programm. Befestigt werden die Modelle mithilfe von Klettverschlüssen am Ober- und Unterschenkel. Die Funktionsweise der OA-Orthesen besteht darin, dass sie Fehlbelastungen im Knie ausgleichen, die zum Beispiel durch O- und X-Beine entstehen. Dank einer Dreipunkt-Hebelwirkung werden Ober- und Unterschenkel ganz minimal gegeneinander verschoben und bislang noch nicht geschädigte Knorpelareale übernehmen die Arbeit des Gleitens und Pufferns. In der Wirkungsweise entsprechen die OA-Orthesen einer Umstellungsosteotomie (siehe Seite 110f.). Wer an eine solche Operation denkt, kann mit OA-Orthesen die zu erwartende Wirkung simulieren. Wer sich keinem Eingriff unterziehen möchte, kann sich den

Orthesen – wie ein Korsett fürs Knie

positiven Effekt durch Tragen der Orthesen jederzeit verschaffen. Die Orthesen lassen sich wie ein Kleidungsstück an- und ausziehen.

In der Knie-Sprechstunde empfehlen wir die DONJOY® OA-Orthesen des US-amerikanischen Herstellers DJO. Sie überzeugen hinsichtlich Funktionalität und Tragekomfort. Unterstützt wird diese Einschätzung durch eine Untersuchung an der Universität von Tennessee in den USA. Patienten mit deutlicher Arthrose auf der Innenseite des Kniegelenks liefen mit verschiedenen OA-Modellen auf einem Laufband. Ihr Gangbild wurde mithilfe computertomografischer Aufnahmen untersucht und es wurde ermittelt, wie sich der Gelenkspalt beim Aufsetzen der Ferse, in der Mitte der Standphase und beim Abdrücken der Zehen dank der Orthesen

OA-Orthesen sollten hinsichtlich Funktionalität und Tragekomfort überzeugen

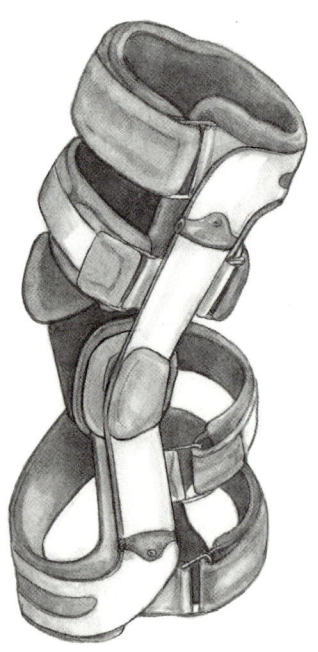

Eine OA-Orthese kann wie ein Kleidungsstück an- und ausgezogen werden.

118

vergrößert hat. Von fünf verschiedenen Firmen errang DJO das zweitbeste Endergebnis. (Weitere Angaben finden Sie im Adressteil unter DONJOY® Knieorthesen.)

Funktionelle Osteopathie und Integration®
Wie Ihnen dieser Ansatz helfen kann, erfahren Sie ab Seite 102.

Bandagen
Manchmal sind Bandagen ein gutes Mittel, arthrosegeplagte Knie zu unterstützen. Die richtige Größe ist entscheidend: Zu weite Bandagen rutschen, reiben und bringen nichts, zu enge Modelle unterbinden die Blutversorgung. Bitte lassen Sie sich in einem Sanitätshaus beraten und probieren Sie verschiedene Exemplare aus. Die Erfahrung in der Knie-Sprechstunde zeigt, dass die im Supermarkt oder beim Discounter ohne Beratung gekauften Bandagen nicht die gleiche Wirksamkeit erzielen wie die im Sanitätshaus erworbenen Stücke. Im Fachhandel gibt es die Kasseler Patellarsehnenbandage für Patienten mit Kniescheibenproblemen. Die Bandage sollte zum Beispiel beim Bergabsteigen getragen werden.

Bandagen erhöhen über einen Reflexmechanismus die Spannung in den Muskeln. Diese erhöhte Spannung signalisiert dem Körper eine bevorstehende Aktivität. Es ist wie beim Autofahren, wenn man an der roten Ampel mit dem Gas spielt und bei Grün durchstarten will. Das gleiche Spiel kann man mit seinen Muskeln rund zwei Stunden lang spielen, dann lässt der Effekt nach und der Körper durchschaut die ganze Sache. Fürs Einkaufen oder Spazierengehen ist der Einsatz von Bandagen bestens geeignet.

Bandagen können arthrosegeplagte Knie unterstützen

119

Der Physio-Tipp

Mit Bandagen sehen Sie aus wie ein Profisportler. Handeln Sie auch entsprechend und absolvieren Sie das tägliche Gymnastik- und Bewegungsprogramm. Immer wieder haben wir in der Knie-Sprechstunde Patienten, die das Tragen von Bandagen bereits als ausreichendes Fitnessprogramm betrachten. Dem ist nicht so: Bandagen plus Bewegung lautet die perfekte Formel.

Bandagen plus Bewegung lautet die perfekte Formel

Gehstock, Rollator, Rollstuhl

Spätestens seitdem Nordic Walking boomt, sind Gehstöcke salonfähig geworden. Dieses Hilfsmittel nimmt Gewicht von den Knien und verleiht zusätzlichen Halt. Die Verwendung eines Gehstocks führt dazu, dass die Benutzer ihre Aufrichtekräfte aktivieren und eine gerade Körperhaltung einnehmen. Arthrosepatienten sollten sich nicht scheuen, im fortgeschrittenen Stadium auf diese Unterstützung zu setzen. Im Fachhandel, wie zum Beispiel Sanitätshäusern, steht eine ausreichende Auswahl zur Verfügung. Wichtig ist, dass Stocklänge und Griffgröße zum Patienten passen.

Wenn Beweglichkeit sonst nicht mehr herzustellen ist, sind Unterarmgehstöcke probate Hilfsmittel

Wenn Beweglichkeit sonst nicht mehr herzustellen ist, sind Unterarmgehstöcke probate Hilfsmittel. Normalerweise kennen wir sie nur aus dem Einsatz nach Operationen, in der ersten Zeit der Rehabilitation. Doch auch ein Dauereinsatz ist gut möglich.

Abzuraten ist von den »Vietnam-Krücken«, die in den USA weit verbreitet sind. Die Stützpolster greifen direkt in den Achseln an. Hierdurch »hängen« die Benutzer quasi in der Gehhilfe drin. Dies führt zu einer anatomisch sehr schlechten Haltung. Fehlbelastungen in anderen Körperregionen sind die Folge. In unserem Stadtbild immer häufiger zu sehen sind die Rollatoren. Diese Gehwägelchen haben meist einen Korb für die Einkaufstasche oder eine Klemme für den Gehstock. Wer längere Zeit unterwegs ist, wählt ein Modell mit einem Sitz, auf dem man eine Pause einlegen kann. Die Rollatoren sind mit Bremsen ausgestattet, sodass der rechtzeitige Stopp am Straßenrand vor dem Überqueren der Fahrbahn problemlos möglich ist. Zusätzliche Sicherheit geben Feststellbremsen, mit denen der Gehwagen ausgestattet sein sollte. Die Rollatoren können für den Transport im Auto oder der Straßenbahn zusammengeklappt werden. Für Innenräume gibt's mittlerweile Holzmodelle, die für das Navigieren in den eigenen vier Wänden extra schmal geschnitten sind.

Rollatoren

Nur in Ausnahmefällen möchten wir in der Knie-Sprechstunde im Anschluss an Operationen einen Rollstuhl verschreiben. Vor allem ältere Menschen, die bislang kaum sportlich aktiv waren, sind nach der üblichen Reha-Zeit kaum noch zum Verlassen des Rollstuhls zu motivieren. Sie haben sich leider allzu sehr an die fahrende Fortbewegung gewöhnt und schonen ihre Muskeln mehr als es notwendig ist.

Ein ganz altes Bauernrezept: das Längsziehen

Aus alten Tagen stammt eine effektive Methode zur Selbsthilfe bei Arthrosebeschwerden. Vor dem Schlafengehen binden sich die Betroffenen einen Strick um den Knöchel. Am Ende des Stricks hängt ein Gewicht, sagen wir ein großer Stein. Nun wird der Strick über die damals übliche hohe Kante am Fuße des Bettes geführt. Diese archaisch anmutende Methode schafft nachweislich Linderung. Das Gewicht sorgt für Traktion, zieht also

Die Gelenkkapsel wird gedehnt und der angegriffene Knorpel wird entlastet

das Knie ein bisschen auseinander. Die Gelenkkapsel wird gedehnt und der angegriffene Knorpel wird entlastet. Dieses Verfahren ist vom Prinzip her nicht aus der Mode gekommen. Physiotherapeuten machen heute mit Arthrosepatienten – natürlich an modernen Geräten – Übungen mit der gleichen Wirkung.

Operation: Microfracture-Methode

Die körpereigenen Stammzellen haben eine tolle Eigenschaft: Sie wissen genau, zu welchem Gewebe sie sich entwickeln müssen. Setzt man die Zellen im Knie frei, entsteht dort weder ein Ohr noch eine Leber, sondern Knorpel. Diesen Umstand nutzt die Microfracture-Methode aus. Entwickelt wurde sie von dem weltbekannten US-amerikanischen Chirurgen Dr. Richard Steadman in Vail (*www.steadman-hawkins.com*), wo ich während eines Gastaufenthaltes die Methode erlernte. Das Verfahren wird im Rahmen der Arthroskopie angewandt, ist also minimalinvasiv. Interessant ist es für Patienten mit deutlich fortgeschrittener Arthrose, die statt des Knorpels eine Glatze auf ihren Knochen tragen.

Das Verfahren ist interessant für Patienten mit deutlich fortgeschrittener Arthrose

In die Knochenoberfläche bringt der Operateur winzige Löcher ein, aus denen die Stammzellen herausquellen und sich zu dem gewünschten Knorpel entwickeln. Dieser Prozess erfordert vom Patient einige Geduld. Mindestens sechs Wochen muss der Betroffene sein Knie entlasten und in dieser Zeit Gehstöcke benutzen. Frisch gesäten Rasen darf man auch nicht ständig betreten, um zu sehen, wie er wächst. Der Einsatz der Krücken erfordert von den Patienten ein Mindestmaß an Fitness und Muskulatur. Wer bereits zu gebrechlich ist, sollte keine sechs Wochen lang mit

Unterarmgehstöcken herumlaufen, da die hierdurch
ausgelöste Fehl- und Überlastung meist Probleme an
anderen Körperregionen verursacht (Hüfte, anderes
Knie etc.). Die Beschaffenheit des neu entstandenen
Knorpels lässt sich durch die Verabreichung von Hyaluronsäure (Seite 101) deutlich steigern. Dies ergaben
Studien von Dr. Steadman. Für Menschen mit ausgeprägten X- oder O-Beinen ist die Microfracture-Methode nur dann interessant, wenn sie sich gleichzeitig ihre
Beinachse mithilfe einer Umstellungsosteotomie (Seite
110) korrigieren lassen. Dies erhöht die Überlebens-
chance der neuen Knorpelzellen deutlich. Es ist wie
beim Autofahren. Wenn die Position der Räder nicht
mehr stimmt und diese zu schräg stehen, fahren sich
die Reifen stärker innen oder außen ab. Neue Reifen
alleine bringen in diesem Fall nichts.

Für gebrechliche Patienten nicht geeignet

Eine Weiterentwicklung der Microfracture-Methode ist
das AMIC-Verfahren (Autologe Matrix-induzierte Chon-
drogenese). Dabei wird zusätzlich zum Anbringen der
Löcher im Knochen eine spezielle Kollagen-Membran
über den Defekt geklebt, um die neuen Zellen zu schützen und ihnen ein Gerüst zu geben. Inzwischen wird das
neueste Verfahren zur Knorpelzüchtung, Arthocell 3D,
in einigen spezialisierten Zentren auch zur Behandlung
von Arthrose bereits erprobt und eingesetzt.

*Fallbeispiel: Sechs Wochen an Gehstöcken haben
sich für den Bankkaufmann Peter Semmelsberger
richtig gelohnt*
»Als Stürmer habe ich mich beim Fußballspielen immer
dort aufgehalten, wo es besonders eng wird: im geg-
nerischen Strafraum. 1989 ist es dann in einem Spiel
passiert. In meinem rechten Knie waren damals auf

123

Mehrere Risse im Knie

einen Schlag das Kreuzband, das Innenband und der Meniskus gerissen. Bei einem Autounfall würde man von Totalschaden sprechen. Ich kam in eine Klinik, wo sie keine Erfahrung mit solchen Verletzungen hatten, und später erfuhr ich, dass an mir zum ersten Mal überhaupt ein Eingriff am Kreuzband durchgeführt wurde. Hinzu kamen noch Komplikationen. Ich bekam eine Thrombose und durfte lange Zeit das Bein nicht bewegen. Sieben Wochen dauerte mein Krankenhausaufenthalt, ich war ein halbes Jahr krankgeschrieben.

Während der Reha haben sowohl mein Physiotherapeut als auch ich ganz schön geschwitzt: er, weil das Bein so unbeweglich war, und ich vor lauter Schmerzen. Anschließend bin ich wieder in meinem Beruf als Bankkaufmann arbeiten gegangen. Das Knie habe ich bei jedem Schritt gemerkt, ohne dass es jedoch wehtat. Mit den Jahren wurde es aber schlimmer und am Ende hatte ich Schmerzen bei jeder Bewegung. Ein Arbeitskollege hatte sich zu dieser Zeit bereits in Kaiserslautern operieren lassen und so vereinbarte ich dort einen Termin. Vorher ließ ich mir Kernspinaufnahmen in meiner bisherigen Klinik machen, in Kaiserslautern wurden meine Knie geröntgt. Der Arzt meinte, die Arthrose sei schon heftig. Im Juli 2007 wurde ich mit der Microfracture-Methode operiert. Anschließend musste ich sechs Wochen lang mit Gehstöcken laufen. Das machte mir aber nichts aus, weil ich als ›halber Sägewerker‹ so einiges gewohnt bin. Mein Vater und meine Brüder betreiben ein Sägewerk, hier helfe ich immer wieder aus. Nach dem Eingriff bin ich zweimal pro Woche zur Physiotherapie gegangen. Im Abstand von einigen Monaten bekam ich zweimal Hyaluronsäure ins Knie gespritzt. Der Arzt empfahl mir, das künftig jedes Jahr einmal machen zu lassen.

»Es machte mir nichts aus, mit Gehstöcken zu laufen.«

Jetzt geht es mir mit meinen 54 Jahren und meinem operierten Knie wieder so richtig gut. Bis die Beschwerden begannen, habe ich Fußball und Tennis gespielt. Damit habe ich aufgehört. Ich bin auf das Fahrrad umgestiegen und bin jetzt regelmäßig mit meinem Bruder unterwegs. Außerdem gehe ich ab und zu schwimmen.«

»Mir geht es wieder so richtig gut.«

Operation: Schlittenprothese

Viele Arthrosepatienten radieren sich im Laufe der Jahre vor allem auf der Innenseite des Knies ihren Knorpel herunter. Im Endstadium dieses Prozesses, wenn die Betroffenen quasi auf der Felge fahren, hilft ihnen eine Schlittenprothese. Dieses Implantat ersetzt nur jenen

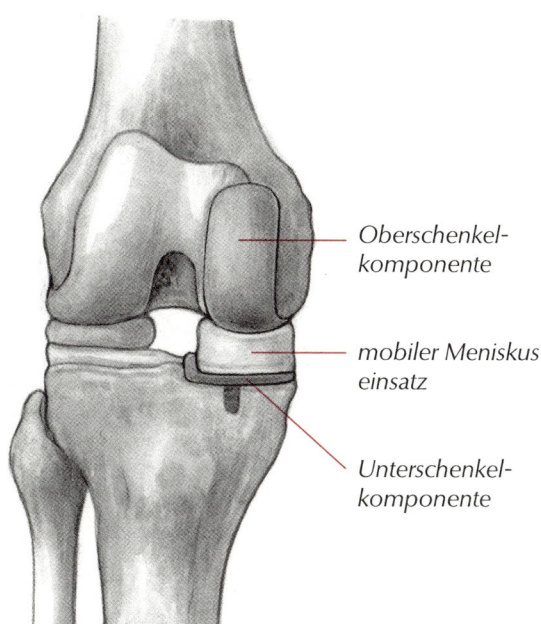

Oberschenkel-
komponente

mobiler Meniskus-
einsatz

Unterschenkel-
komponente

*Die Schlitten-
prothese*

125

Teil des Gelenks, der defekt ist. Damit wird das natürliche Gewebe des Körpers so weit wie möglich geschont. Außerdem hat man mit dem Einsatz einer Schlittenprothese einen Trumpf im Ärmel, sollte es später einmal notwendig sein, eine Totalendoprothese einzusetzen. Für diesen Fall ist noch genügend Knochenmaterial vorhanden, um einen perfekten Sitz zu gewährleisten.

Die Patienten, die für eine Schlittenprothese infrage kommen, werden immer jünger und stehen mitunter noch voll im Berufsleben. Die Schlittenprothese ist also längst keine Domäne der Senioren mehr. Die Module für Ober- und Unterschenkel gibt es in verschiedenen Größen, die genau auf die körperlichen Gegebenheiten der Patienten abgestimmt werden können. Für Frauen werden zum Beispiel meist kleinere Größen eingesetzt.

Die Schlittenprothese ist längst keine Domäne der Senioren mehr

Wiedergewonnene Mobilität: Das künstliche Kniegelenk stellt die Beweglichkeit zum großen Teil wieder her. Die Betroffenen können ihr Bein beugen, strecken und in gewissem Umfang Rotationsbewegungen durchführen. Mittlerweile gibt es Implantate, deren Module für Oberschenkel- und Schienbeinkopf mit Titan überzogen sind und die dadurch sehr lange halten. 15 Jahre werden in 95% aller Fälle locker erreicht. Das mobile Meniskusteil ermöglicht einen großen Bewegungsspielraum.

Implantate halten meist über 15 Jahre

Eingebaut wird die Schlittenprothese im minimalinvasiven Verfahren. Hierbei wird lediglich ein sieben bis neun Zentimeter langer Schnitt neben der Kniescheibe gesetzt. Noch am Tag des Eingriffs können die Patienten ihr Bein wieder bewegen und sogar auftreten. Nach vier Tagen verlassen die Besitzer des neuen

126

Gelenks das Krankenhaus und begeben sich in die Hände des Physiotherapeuten.

Die meisten Schlitten werden innen gesetzt. Selten haben Patienten einen Knorpelschaden auf der Außenseite des Knies. Darüber hinaus kann der Operateur zwischen Edelstahl und Titan, zementiert oder zementfrei sowie beweglichem oder fixem Meniskuseinsatz (Inlay) wählen.

Fallbeispiel: Der Fußballfan Horst Quell ist als Schiedsrichter mit einer Schlittenprothese aktiv

»Ich habe vier Jahrzehnte lang begeistert Fußball gespielt, eines meiner Vorbilder auf der Position als linker Verteidiger war der italienische Nationalspieler Paolo Maldini. Schleichend stellten sich am linken Knie Probleme ein. Es wurde immer wieder dick und ich ließ mir regelmäßig von meinen Arzt mit einer Punktion die Flüssigkeit herausziehen. Manchmal hätte man mit der Menge auch gut ein Schoppenglas füllen können. Schließlich habe ich mich im Jahr 2002 am Meniskus operieren lassen. Damals wurde so ziemlich alles entfernt, was vorhanden war. Das half auch zunächst sehr gut, denn die Schmerzen waren weg. Also begann ich wieder mit dem Fußballtraining und begleitete meine Frau Heidi beim Nordic Walking.

Ende 2006 traten die Probleme im linken Knie wieder auf. Das war zu jener Zeit, als ich gerade einen Lehrgang als Fußball-Schiedsrichter absolvierte. Obwohl mir beim Laufen das Knie wehtat, war es weder dick noch angeschwollen und mein Hausarzt konnte nichts finden.

Er schickte mich nach Kaiserslautern. Hier wurde zuerst eine Röntgenaufnahme im Stehen gemacht. Knochen

Fallbeispiel

»Mit 49 Jahren war ich ziemlich jung für eine Schlittenprothese.«

auf Knochen, lautete das deutlich sichtbare Resultat. Ich lief sozusagen auf der Felge, denn vom Knorpel war auf der Innenseite nichts mehr vorhanden. Ich war damals 49 Jahre. Im Grunde also noch etwas zu früh für eine Schlittenprothese, aber der Arzt schlug sie mir dennoch vor. Ich war damit einverstanden und wurde zwei Monate später in Bad Dürkheim operiert. Bis dahin habe ich mich herumgequält und bin wie ein alter Mann in die Klinik eingelaufen.

Vier Tage nach der Operation im Juni 2007 hat mich meine Frau abgeholt und ich begann sofort mit intensiver Physiotherapie. Schließlich wollte ich ja wieder etwas machen. Mit meiner Frau bin ich viel in den Bergen unterwegs und ich wollte unbedingt als Schiri pfeifen. Meine beiden Physiotherapeuten haben mich ganz schön gequält, aber anders war der Erfolg nicht zu haben. Insgesamt 30 Behandlungseinheiten habe ich absolviert. Bereits zwei Wochen nach der Operation habe ich meine Frau auf dem Fahrrad beim Nordic Walking begleitet. Als ich sechs Wochen nach der OP zur Untersuchung meine Hosen im Stehen ausgezogen habe und auf einem Bein balanciert bin, konnte es der Arzt kaum glauben. Mit dem neuen Knie bin ich auch gleich schwimmen gegangen. Als gelernter Kfz-Elektrikermeister bin ich ein Freund von praktischen Lösungen. Über den Knöchel des operierten Beins habe ich einfach einen Schwimmärmel gezogen und somit das Knie geschont. Neun Wochen nach dem Eingriff ging's an den Attersee nach Salzburg zum Paddeln und Wandern: sechseinhalb Stunden und 1000 Höhenmeter. Das war etwas zu viel für das neue Gelenk. Telefonisch gab mir mein Physiotherapeut den Rat, beim Bergabgehen einen Gummistrumpf übers Knie zu ziehen, das half. Insgesamt ist das operierte Knie total gut verheilt und macht überhaupt keine Probleme mehr. Es läuft sogar so gut, dass ich seit Oktober 2007 als Schiedsrichter Fußballspiele leite. Weil sich zwischenzeitlich auch das rechte Knie gemeldet hatte, ließ ich mir im Mai 2008 den Meniskus operativ behandeln. Die Krücken habe ich danach aber schnell wieder abgelegt, denn schließlich stand schon der nächste Wanderurlaub in den Alpen auf dem Programm. Die Tour führte uns auf dem italienischen Weitwanderweg GTA durch die Alpen.«

»Insgesamt ist das operierte Knie total gut verheilt.«

Operation: Totalendoprothese (TEP)

Manchmal ist das Knie so kaputt, dass der Einbau einer Schlittenprothese nicht ausreicht. Dann muss das gesamte Gelenk erneuert werden und eine Totalendoprothese (TEP) wird implantiert. Ein solcher Schritt ist mittlerweile auch schon für Menschen ab dem 40. Lebensjahr denkbar. Das heißt, die Altersgrenze für den Einbau einer TEP bewegt sich nach unten. Dank der Fortschritte in der Operationstechnik und der Weiterentwicklung der Hightechmaterialien ist es heute kaum noch ein Problem, den Betroffenen im Laufe ihres Lebens am gleichen Knie zweimal ein Implantat einzubauen. In früheren Jahren war so etwas noch nicht vorstellbar.

Vor diesem Hintergrund sollten Menschen, die vor einer TEP-Operation stehen, nicht allzu lange damit warten. Je früher die TEP eingebaut wird, umso mehr aktive Lebensjahre können die Patienten gewinnen. Ein weiterer Aspekt sollte ebenfalls bedacht werden: Der rund einstündige Eingriff ist ja keine lebensnotwendige Maßnahme. Der behandelnde Chirurg und der zuständige Narkosearzt werden nur solche Kandidaten zur

Menschen, die vor einer TEP-Operation stehen, sollten nicht allzu lange damit warten

129

OP zulassen, die über ein Mindestmaß an körperlicher Fitness verfügen, um einen günstigen Verlauf des Eingriffs und der nachfolgenden Reha zu gewährleisten.

Exkurs: TEP – So bereiten Sie Ihre Knie-Operation gut und umfassend vor
(von Dr. Alfred Baur, Gelenkzentrum Pfalz)

Es gibt ein paar zentrale Aspekte, die für einen guten Operationsverlauf sowie für eine optimale Reha entscheidend sind. Bevor Sie sich eine TEP einbauen lassen, sollten Sie daher folgende Fragen klären:

Mit Navi oder ohne? Jeder kennt sie aus dem Straßenverkehr und auch in den Operationssälen kommen sie immer wieder zum Einsatz: Navigationsgeräte. Was dem Autofahrer beim Auffinden unbekannter Adressen hilft, soll auch dem Chirurgen gute Dienste beim Einbau von TEPs leisten. Bislang ist jedoch noch nicht zu erkennen, dass bei einer normal verlaufenden Kniearthrose der Einsatz von Navis einen Vorteil gegenüber dem Operieren ohne Navigationsgerät bringt. Wenn Prothesen mithilfe von Navis eingebaut werden, dauert die Operation meist länger als ohne das Hilfsgerät. Der Patient muss logischerweise länger in der Narkose verharren und verliert zudem auch noch mehr Blut, als wenn der Operateur ohne Hilfsmittel arbeitet. Vorteile bringt der Navi im Falle einer problematischen Kniearthrose, wenn die Beinachse verstellt und eine Begradigung der X- oder O-Beine geplant ist. Patienten sollten sich daher frühzeitig informieren, wie an der gewünschten Klinik gearbeitet wird.

Vorteil durch Navigationsgerät bei der OP?

Die Wahl der Oberfläche: Üblicherweise sind TEPs mit einer Kobalt-Chrom-Molybdän-Legierung überzogen. Für die meisten Menschen ist diese Oberfläche okay, doch für manche Patienten kann es damit Probleme geben. Allergiker setzen lieber auf Titan oder Oxinium, eine Spezialkeramik. Diese beiden Materialien lösen in nur ganz wenigen Fällen Allergien aus. Früher glaubte man, mit einem einfachen Test die Materialverträglichkeit vorab herausfinden zu können. Patienten bekamen ein Plättchen mit der gleichen Oberfläche wie die Prothese für ein paar Tage auf den Rücken geklebt. Blieben Abwehrreaktionen aus, hielt man das für einen ausreichenden Hinweis. Heute weiß man, dass auch dieses Verfahren keine 100prozentige Sicherheit bringt.

Titan oder Oxinium lösen sehr selten Allergien aus

Mit Zement oder ohne? Ein wichtiger Aspekt beim Einbau von TEPs ist die Frage, wie das Implantat befestigt wird. Die Elemente, die in den Ober- und Unterschenkel eingesetzt werden, sollen ja möglichst schnell einheilen und dann so lange wie möglich stabil sitzen. Komplett zementfreie Operationen werden zunehmend weniger durchgeführt. Zumindest das Modul, das in den Unterschenkel eingesetzt wird, sollte mit Zement befestigt werden. Ansonsten ist zu befürchten, dass es wegen der enormen Druck- und Scherkräfte, die auf diesen Bereich des Knies einwirken, zu frühzeitigen Auslockerungen kommt. Im Oberschenkel dagegen kann durchaus auf Zement verzichtet werden. Ausschlaggebend ist das Alter der Patienten. Jüngere Menschen haben normalerweise vitalere Knochen, die das neue Material relativ schnell umschließen und fixieren. Bei älteren Patienten setzen Operateure lieber Zement ein, um den Knochen zu unterstützen und eine schnellere Stabilität zu erreichen. Die Unterarmgehstöcke können eher wieder zur Seite gelegt werden. Komplett zementfrei gearbeitete Prothesen dürfen dagegen nicht so frühzeitig wieder belastet werden.

Vorteile von Zement

131

Beweglicher Meniskus: Lassen Sie sich am besten das Modell zeigen, das in Ihr Knie eingebaut wird. Moderne Implantate haben einen Meniskus, der in zwei Ebenen beweglich ist, und zwar nach vorne und hinten sowie zur Seite. Durch diese Konstruktion wird der Abrieb vermindert und schneller Verschleiß vermieden.

Passgenaue Modelle: Auch in der Chirurgie hat es sich mittlerweile herumgesprochen: Männer und Frauen sind nicht gleich und vor allem nicht gleich gebaut. Rund ein Drittel aller eingebauten Implantate verursachen in irgendeiner Form Probleme. Beim Einbau der TEPs sind einige Regeln besonders wichtig, um ein gutes Ergebnis zu erzielen. So kommt es immer wieder vor, dass das Schienbeinmodul an der Innen- oder Außenseite übersteht und zu Kapselreiben mit nachfolgenden Beschwerden führt. Lassen Sie sich am besten von Ihrem Chirurgen verschiedene Implantate zeigen. Fragen Sie ihn einfach, welche Modelle er kennt und welche er schon eingebaut hat, um zu sehen, ob er sich damit auskennt. Die Implantate müssen passgenau sein und dürfen auf keinen Fall überstehen – im Zweifelsfall sollten Sie sich lieber eine TEP einbauen lassen, die eine Nummer kleiner ist.

Implantate müssen genau sitzen

Gekoppeltes Knie: Dieses Modell wird eingebaut, wenn die Seitenbandkonstruktion im Knie defekt ist. Ein gekoppeltes Knie funktioniert wie ein Scharniergelenk, es hat ein etwas schlechteres Bewegungsausmaß wie die sonst üblichen Modelle. Zur Befestigung wird es mit längeren Schäften in den Markraum von Ober- und Unterschenkel fest einzementiert. Ein gekoppeltes Knie wird meist verwendet, um ein bereits bestehendes Implantat zu ersetzen oder wenn der Patient deutliche X- oder O-Beine mit defekten Seitenbändern aufweist.

Wenn die Seitenbandkonstruktion im Knie defekt ist

So finden Sie die richtige Klinik: Der Einbau eines neuen Kniegelenks ist für Sie etwas ganz Besonderes. Gehen Sie entsprechend mit dieser Situation um und betreiben Sie den angemessenen Aufwand bei der Vorbereitung. Große Sorgfalt sollten Sie auf die Auswahl der richtigen Klinik legen, und hier heißt das Motto: Augen auf bei der Wahl des Krankenhauses und des behandelnden Arztes. Fassen Sie sich ein Herz und stellen Sie die entscheidenden Fragen:

Große Sorgfalt bei der Auswahl der richtigen Klinik

Wer operiert mich? Sie haben ein Recht darauf, zu erfahren, wer genau Sie operiert. Am besten, der Chirurg kennt Sie bereits durch eine vorangegangene Untersuchung und Sie konnten schon Vertrauen zu ihm gewinnen. Überlassen Sie nichts dem Zufall. Es ist nicht zu empfehlen, wenn ein Mediziner sich Ihnen nach überstandener Nachtschicht widmet oder weil er gerade noch für seine Facharztausbildung ein paar Operationen nachweisen muss.

Wie viele Prothesen baut der Arzt im Jahr ein? Es ist wie immer im Leben: Wer etwas häufig macht, ist darin besser als jemand, der die gleiche Tätigkeit nur manchmal ausübt. Dieser simple Zusammenhang wurde mittlerweile auch wissenschaftlich bestätigt. Also: Gehen Sie nur zu Chirurgen, die im Jahr auf dreistellige OP-Zahlen kommen.

Wie sieht die Nachbehandlung aus? Fragen Sie nach, welche Hilfsmittel in welcher Anzahl zur Verfügung stehen. Wenn auf einer Station mit 25 Betten nur eine elektrisch betriebene Bewegungsschiene zur Verfügung steht, kommen Sie zu selten in den Genuss einer notwendigen Behandlung. Wie viele Physiotherapeuten kümmern sich um die TEP-Patienten? Fragen Sie nach, wie oft es krankengymnastische Übungen gibt,

Wie genau sieht die Nachbehandlung aus?

und vor allem, ob die Behandlung standardisiert ist. Lassen Sie sich einen entsprechenden Plan zeigen. In guten Kliniken bekommen Sie sogar vor den Operationen schriftlich Tipps und Hinweise, wie Sie sich in der ersten Zeit nach einer Knie-OP verhalten sollen. So können Sie zum Beispiel rechtzeitig mögliche Stolperfallen – zum Beispiel rutschende Teppiche – in Ihrer Wohnung entschärfen.

Die Nachbehandlung: Nach der Operation sollten Sie sich so lange mit wirksamen Schmerzmitteln versorgen lassen, wie Sie es für nötig halten. Sie müssen nach dem Eingriff keine Schmerzen erdulden, es stehen mittlerweile sehr wirksame Präparate zur Verfügung. In der Regel werden Sie nach der OP drei Tage lang mit einem Schmerzkatheter unterwegs sein. Etwas länger müssen Sie auf die Hilfe von Gehstützen vertrauen. Die meisten Patienten benötigen die Unterarmgehstöcke rund acht bis zwölf Wochen. Dann hat die Mehrzahl der Patienten wieder richtig Tritt gefasst. Eine häufig gestellte Frage betrifft das Autofahren: Wie lange muss die TEP einheilen, bis man wieder Gas geben kann? Dies kann jeder Patient nur für sich selbst beantworten. Fühlen Sie sich so sicher, dass Sie in jeder Situation wieder schnell reagieren können? Sie müssen mit ganzer Kraft die Pedale, und hier vor allem das Bremspedal und die Kupplung, jederzeit voll durchdrücken können. Solange Sie sich das nicht richtig trauen, sollten Sie sich lieber chauffieren lassen.

So schnell wie möglich wieder in Bewegung kommen

Ein wichtiger Punkt: Sie sollten so schnell wie möglich wieder in Bewegung kommen. Zu lange Ruhephasen nach einer OP sind Gift für die TEP und Ihren Körper. In Abstimmung mit Ihrem Physiotherapeuten können Sie ruhig bis an die Schmerzgrenze gehen und diese Grenze Schritt für Schritt ausdehnen. Das erweitert Ihr Bewegungsausmaß und Ihren späteren Aktionsradius. Welche Sportarten geeignet sind, erfahren Sie im nächsten Kapitel.

A propos Beschwerden und Schmerzen: Bitte stellen Sie sich darauf ein, dass es einige Zeit dauern kann, bis Sie an Ihr Implantat gar nicht mehr denken und es als normalen Körperteil betrachten. Rund sechs Monate sollten Sie einkalkulieren, bis das Endergebnis erreicht ist. Schmerzen, die sich nach einem halben Jahr aber immer noch zeigen, verschwinden dann häufig nicht mehr von selbst. Ein spezieller Aspekt erfordert allerdings etwas mehr Geduld: das Hinknien. Es kann mehr als ein Jahr dauern, bis die Narbe verheilt ist und bei Belastung keine Probleme verursacht. Sie sollten auch erst dann auf die Knie sinken, wenn dies wirklich schmerzfrei funktioniert.

Es kann einige Zeit dauern, bis Sie an Ihr Implantat gar nicht mehr denken

Sport mit Prothesen

Mit Bewegung sitzt das neue Gelenk noch besser
Dieses Kapitel gilt sowohl für die Träger von Schlittenprothesen als auch für Patienten mit einem total neuen Knie, also den stolzen Besitzern von TEPs. Das Thema Sport mit künstlichen Gelenken bewegt sich in einem interessanten Spannungsfeld und es liegt an jedem Einzelnen, hier die richtige Balance zu finden. Der eine Punkt in diesem Spannungsfeld lautet wie folgt: Gesundes natürliches Gewebe kann sich regelmäßig selbst erneuern. Über diese Fähigkeit verfügt künstliches Material natürlich nicht. Ein Implantat verschleißt und dieser Abrieb ist umso höher, je stärker

die Belastung ist. Auf der anderen Seite sind Bewegung und Sport gerade für Prothesenträger existenziell wichtig. Wissenschaftliche Studien belegen, dass Prothesen sogar länger halten, wenn die Betroffenen moderat in Bewegung bleiben. Sport regt die Knochenneubildung an, wodurch die Prothesen einen noch festeren Sitz erhalten. Außerdem können trainierte und aktive Muskeln das Gelenk viel besser schützen als ein schlaffes Gewebe.

Sport regt die Knochenneubildung an, wodurch die Prothesen einen noch festeren Sitz erhalten

Es gibt im Grunde nur wenige Phänomene, die eine sportliche Aktivität mit dem neuen Gelenk zunächst einschränken. Eine Infektion des neuen Körperteils gehört ebenso dazu wie ein instabiler Sitz. Handelt es sich um eine bereits mehrfach erneuerte Prothese, ist von Sport gänzlich abzuraten, und bei zu schwachen Muskeln oder zu großem Übergewicht müssen erst die körperlichen Voraussetzungen durch Gewichtsreduktion und Muskelaufbau (Physiotherapie) geschaffen werden.

Nach der OP einige Punkte beachten

Nach der Operation sollte man nicht sofort die Turnschuhe schnüren, sondern zunächst einige Punkte beachten. Wer vorher noch nicht sportlich aktiv war, sollte sich jenseits des 40. Lebensjahres einem Belastungs-EKG unterziehen, um seine Herz-Kreislauf-Stabilität zu ermitteln. Das neue künstliche Körperteil sollte weder in Ruhe noch bei Belastung Schmerzen verursachen. Wenn vom Gelenk Beschwerden ausgehen, verkrampft man sich und geht in unerwünschte Ausgleichsbewegungen. Das Stehen, Gehen und Treppensteigen sollte mit der Prothese problemlos möglich sein. Wer hinkt oder eine Gehhilfe braucht, sollte das erste sportliche Training noch zurückstellen. Selbstverständlich muss die Prothese richtig sitzen und darf

136

nicht locker sein. Je nachdem, ob eine TEP oder nur eine Schlittenprothese eingesetzt wurde, sollte die Operation zwischen sechs Wochen und sechs Monaten zurückliegen. Die Zeit direkt nach dem Eingriff sollte man nutzen, um durch physiotherapeutische Übungen schonend die Muskeln aufzubauen und ein gewisses Maß an Koordinationsfähigkeit herzustellen.

Es bietet sich grundsätzlich an, nach der Operation mit jener Sportart weiterzumachen, die man bereits vor dem Eingriff praktiziert hat. Der Körper kennt schon die Bewegungsabläufe und Anfängerfehler kommen nicht mehr vor. Somit werden Belastungsspitzen vermieden. Grundsätzlich zu vermeiden sind Sprünge und kurze Stoßbewegungen, hierdurch können die Prothesen locker werden. Nicht geeignet sind auch abrupte Rotationsbewegungen sowie das Spreizen und Kreuzen der Beine. Vielmehr sind gleichmäßig fließende Bewegungen mit einer möglichst geringen Kraftwirkung auf das neue Gelenk angesagt.

Nach der OP am besten mit bekannten Sportarten weitermachen

Geeignete Sportarten

Es gibt eine ganze Reihe von Sportarten, die besonders geeignet sind:

Wandern: Der Rucksack sollte nicht zu schwer sein, am besten sind Sie mit Stöcken unterwegs, und bergab darf's bei Prothesenträgern nicht zu steil sein. Wer schlau ist, geht bergauf zu Fuß (hier ist die Kniebelastung viel geringer) und setzt sich bergab in die Seilbahn.

Walking: Sehr gut auf flachem, weichem Boden in übersichtlichem Gelände. Tragen Sie dämpfende Schuhe, die die Füße gut abstützen.

Schwimmen: Aufgrund der Auftriebskräfte des Wassers sehr gut geeignet. Patienten mit Knie- oder Hüft-

137

prothese sollten statt Brustschwimmen lieber auf den Kraulbeinschlag setzen. Kombinieren Sie doch einfach die Bewegung des Brustschwimmens mit den Armen mit dem Beinschlag des Kraulens.

Skilanglauf: Informieren Sie sich über den Verlauf der Loipen. Strecken mit starken Anstiegen und Gefällen sind ungeeignet. Wählen Sie breite Ski, das verbessert die Standfestigkeit.

Radfahren: Wie beim Skilanglauf sind starke Anstiege und schnelle Abfahrten nicht zu empfehlen. Mittlerweile gibt es Fahrräder mit tiefen Einstiegen ohne Querstange – diese Modelle sind für Frauen und Männer gleichermaßen geeignet. Auch auf dem Hometrainer in den eigenen vier Wänden oder im Sportstudio lassen sich die gewünschten Kilometer absolvieren.

Gymnastik: Ihr Physiotherapeut stellt Ihnen ein Übungsprogramm zur Kräftigung und Dehnung zusammen.

Weniger geeignete Disziplinen

Nur bedingt empfehlenswert sind:

Jogging: Achten Sie auf weichen Untergrund und gute Laufschuhe.

Golf: Die auf die Knie einwirkenden Torsionskräfte (Verdrehung) dürfen nicht zu groß sein. Agieren Sie mit gebremsten und kontrollierten Bewegungen.

Tischtennis: Wenn Sie nicht jedem Ball hinterherjagen, durchaus geeignet.

Auf der Liste der wenig bis gar nicht geeigneten Sportarten stehen jene Disziplinen mit großen Belastungsspitzen, Stop-and-Go-Sportarten, Kontaktsportarten wie Fuß- und Handball und jene Aktivitäten, bei denen Stürze auf der Tagesordnung stehen: Ski alpin, Fußball, Handball, Volleyball, Tennis, Leichtathletik und Reiten.

Vorbeugung und begleitende Maßnahmen

Nachdem Sie nun ausführliche Informationen dazu erhalten haben, was Arthrose ist, wie man sie diagnostizieren kann und was für Behandlungsmöglichkeiten es gibt, sollten Sie nun auch erfahren, was es als vorbeugende Maßnahmen gibt, die fast immer auch als begleitende Maßnahmen geeignet sind, um Arthrose zu lindern und zu verbessern.

Vorbeugung durch Bewegung

Angemessene und regelmäßige körperliche Aktivität – sowie eine ausgewogene und vitalstoffreiche Ernährung (siehe S. 162 ff.) – sind für die Vorbeugung von Arthrose von herausragender Bedeutung.

Wichtig: Körperliche Aktivität und Bewegung

Es gibt wie in der Fußball-Bundesliga eine Tabelle der am meisten geeigneten Sportarten zur Arthrosevorbeugung. Den Platz an der Spitze teilen sich Aktivitäten wie Fahrradfahren, Schwimmen und Nordic Walking. Beim Nordic Walking federn die Knie lediglich das 1,5-Fache des eigenen Körpergewichts ab. Zur Spitzengruppe zählen ferner regelmäßige Gymnastik und die meisten Übungen im Fitnessstudio. An dieser Stelle möchten wir eine Lanze brechen fürs Aqua-Jogging. Weniger gut geeignet für die Knie sind Aktivitäten wie Jogging, bei dem das 3-fache Körpergewicht bei jedem Schritt auf den Knien lastet, oder Alpin-Ski. Im unteren

Tabellendrittel stehen die Stop-and-Go-Sportarten wie Squash und Tennis. Auf den Abstiegsplätzen der Tabelle rangieren Kontaktsportarten wie Handball und Fußball. Aufgrund der häufigen direkten Begegnungen mit dem Gegenspieler potenzieren sich bei diesen Disziplinen der Kniestress und die Verletzungsgefahr.

> ### Der Physio-Tipp
> Eine grundsätzliche Bemerkung vorneweg: Wenn Sie in den vergangenen Jahren kaum noch Sport getrieben haben, in Ihren Jugendjahren aber aktiv waren, sollten Sie diese Ressource nutzen. Es wird Ihnen mit Sicherheit viel leichter fallen, wieder etwas aufzugreifen, was Sie schon einmal gemacht haben. Sie werden mit großer Überraschung feststellen, dass Ihr Körper sich relativ schnell an die Bewegungsabläufe erinnert. So kommen Sie leichter wieder in einen guten Trainingsrhythmus hinein, können Erfolge verbuchen und bleiben bei der Sache. Natürlich ist es nie zu spät, etwas Neues zu erlernen, doch Sie müssen in diesem Fall eine größere Motivation und Frustrationstoleranz aufbringen. Die ersten Schritte in einer neuen Sportart sind meistens etwas wacklig und fordern viel Geduld.

Wenn Sie in Ihren Jugendjahren sportlich aktiv waren, kommt Ihnen das auch jetzt noch zugute

Kondition, Koordination und Kraft

Es ist wie im richtigen Leben: Bei den drei Ks – Kondition, Koordination und Kraft – hängt alles mit allem zusammen. Ein einfaches Beispiel macht dies deutlich: Eine fehlende Kondition führt nach kurzer Zeit zu fehlender Koordination. Wenn Ihnen beim Joggen durch den Wald die Puste ausgeht, erhöht sich die Gefahr, dass Sie unaufmerksam werden. Sie erkennen kleine Äste, Steine oder Unebenheiten auf dem Weg nicht mehr oder für das korrekte Ausweichen fehlt Ihnen die Kraft. Schon so mancher Hobbysportler hat sich wegen banaler Hindernisse schlimme Verletzungen zugezogen.

Die Koordinationsschulung ist nicht nur für jüngere Freizeitsportler von Bedeutung, sondern kann für ältere Semester zur Überlebensfrage werden. 10% aller Patienten mit einem Oberschenkelhalsbruch versterben an den Sekundärfolgen. Sie liegen lange im Krankenhaus und ziehen sich eine Lungenentzündung oder Thrombose zu. Den Knochenbruch haben die Betroffenen meist bei ganz normalen Bewegungen im Haushalt, beim Spazierengehen oder Einkaufen erlitten. Es ist also ein Leichtes, hier Vorsorge zu treffen. Übungen zur Steigerung der Koordinationsfähigkeit finden Sie ab Seite 154.

Die Koordinationsschulung kann für ältere Semester zur Überlebensfrage werden

Ein markantes Beispiel mag verdeutlichen, warum das Krafttraining für die Vorbeugung und Behandlung von Arthrose so wichtig ist. In unserer Praxis in Kaiserslautern haben wir zahlreiche frühere Profifußballer des 1. FC Kaiserslautern betreut. Etliche von ihnen hatten, was die Röntgenbilder und Arthroskopieaufnahmen anging, arg lädierte Knie mit angegriffenem Knorpel. Doch klagten die Männer weder über starke Schmerzen, noch haben die schlimmen diagnostischen Befunde dafür gesorgt, dass sie ihre Aktivitäten eingeschränkt hatten. Warum? Die Sportler verfügen über eine ausgeprägte Muskulatur und können mit ihren dicken Oberschenkeln einen großen Teil der Belastungen

Krafttraining ist wichtig

abfangen. Eine gute muskuläre Führung des Knies ist im Zusammenhang mit Arthrose sehr wichtig.

Muskeln gezielt aufbauen

Wenn Sie nun kein aktiver oder ehemaliger Profifußballer sind, haben Sie dennoch alle Möglichkeiten, sich eine ausreichend gute Muskulatur aufzubauen. Hierfür genügt schon ein Zeitrahmen von zwei bis drei Monaten. Menschen in den mittleren Lebensjahren zwischen 30 und 60 gehen folgendermaßen vor: Ermitteln Sie Ihre maximale Leistungsfähigkeit, also Ihre persönlichen 100%. Wenn Sie in einem Fitnessstudio sind, erhöhen Sie an den Geräten nach und nach einfach die Gewichte. Was Sie gerade noch so schaffen, sind Ihre 100%. Nun nehmen Sie hiervon 80%. Dies ist Ihre Größe für die nächsten acht Wochen. Machen Sie pro Übung acht Durchgänge, eine kurze Pause und anschließend nochmals zwei Durchgänge. Trainieren Sie am besten zwei- bis dreimal pro Woche.

Ermitteln Sie Ihre maximale Leistungsfähigkeit

Der Muskelaufbau für Menschen jenseits der 60 geht im Prinzip wie oben beschrieben – mit einem wichtigen Unterschied: Ihr Trainingsprogramm findet mit 65% der maximalen Leistungsfähigkeit statt. Ansonsten gelten die gleichen Tipps und Hinweise.

Die Sportarten im Einzelnen

Gymnastik

Ein leichtes Gymnastikprogramm sollte im Grunde zu Ihrer täglichen Körperhygiene gehören – genauso wie das Zähneputzen. Sie können auf einen Schlag Kraft

142

und Koordination trainieren. Das schlechte Wetter oder die im Winter früh einsetzende Dunkelheit sind kein Hinderungsgrund, denn auch abends, z.B. vor dem laufenden Fernseher, lassen sich leicht ein paar Übungen absolvieren. Eine kleine Auswahl finden Sie ab Seite 154.

Der Physio-Tipp
Ganz wichtig für einen vernünftigen Muskelaufbau sind die Pausen. Nur mit ausreichenden Unterbrechungen können sich die Muskeln regenerieren und wachsen. Wenn Sie noch mit Schmerzen oder heftigem Muskelkater wieder ins Studio marschieren, tun Sie sich keinen Gefallen. Schmerzende Muskeln lassen sich nicht trainieren! Da sich Muskeln schneller aufbauen als Sehnen, ist ein ausführliches Dehnprogramm nach jeder Übungseinheit eine goldene Pflicht.

Schwimmen
Eine prima Sache: Geht ganzjährig, im Sommer draußen, im Winter im Hallenbad. Häufig finden dort sogar Kurse statt, denen Sie sich anschließen können. Weil das Wasser das gesamte Körpergewicht trägt, ist Schwimmen für die Gelenke optimal. Ein Hinweis sei an dieser Stelle erlaubt: Viele Brustschwimmer halten den Kopf mit großer Energie über Wasser. In dieser Position verkrampfen sich jedoch Nacken, Schultern und Rumpf und der positive Trainingseffekt ist dahin – schwimmen Sie lieber mit Badekappe und Schwimmbrille. Wer sich den Kopf überhaupt nicht nass machen

Schwimmen ist für die Gelenke optimal

143

möchte, kann sich entweder einfach mit den Armen am Beckenrand einhaken und mit den Beinen gleichmäßig paddeln oder er sollte einmal das Aqua-Jogging ausprobieren (siehe Seite 145).

Das Brustschwimmen hat noch einen zweiten Haken: Der Beinschlag mit seiner speziellen Drehung stellt für die Knie eine erhöhte Belastung dar. Für die Knie ist auf jeden Fall der Kraulbeinschlag die bessere Variante. Hierbei werden die Beine abwechselnd gebeugt und gestreckt.

Der Physio-Tipp

Wer als Brustschwimmer nicht aufs Kraulen umsteigen möchte, kann beides miteinander vereinen: Seien Sie einfach mit dem Oberkörper weiterhin als Brustschwimmer unterwegs und sorgen Sie mit dem Kraulbeinschlag für den notwendigen Antrieb. Oben Brustschwimmen und unten Kraulbeinschlag lautet die Formel.

Nordic Walking

Richtig ausgeführt ist diese Disziplin viel mehr als »Spazierengehen mit Stöcken«, wie Kritiker behaupten. Werden die Stöcke aktiv eingesetzt, trainiert dies gleichzeitig den Oberkörper. Ein Teil des Körpergewichts wird zudem mit den Stöcken abgefangen. In unwegsamerem Gelände geben die Stöcke außerdem Halt. Dies ist ein Grund, warum Bergsteigerlegende Reinhold Messner bei keiner Tour auf Stöcke verzichtet. Um den optimalen Nutzen aus dieser Sportart zu ziehen, sollten Sie einen Kurs besuchen. Der korrekte Stockeinsatz verlangt eine ausführliche Anleitung und Übung.

Die Vorteile von Nordic Walking

Fahrradfahren

Mit der richtigen Ausrüstung können Sie fast das gesamte Jahr im Sattel sitzen: in den Sommermonaten auf einem Rennrad und im Herbst und Winter auf einem Mountainbike. Wichtig für die Knie ist die richtige Sattelposition. Der Sattel darf nicht zu niedrig sein. Ihre Ferse sollte bei ausgetrecktem Bein gerade noch so das unten stehende Pedal berühren. Sorgen Sie für eine besonders knieschonende Fahrweise durch die Wahl leichterer Gänge, bei der Sie mit hoher Trittfrequenz unterwegs sind. Jedes Mal bevor Sie bei Ihren Ausflügen möglicherweise Berge »erklimmen«, sind ein paar Kilometer im flachen Gelände eine gute Vorbereitung. Natürlich sollten Sie erst langsam immer größere Steigungen trainieren.

Der Physio-Tipp

Besonders aktive Radler haben häufig ein Problem. Ihre rückseitigen Oberschenkelmuskeln verkürzen sich und sorgen für ein muskuläres Ungleichgewicht. Stretching-Übungen im Rahmen des täglichen Gymnastikprogramms sowie nach den Radausflügen sorgen vor.

Stretching-Übungen für besonders aktive Radler

Aqua-Jogging

Hierzulande noch nicht so stark verbreitet, hat man andernorts bereits die besten Erfahrungen mit Aqua-Jogging gemacht. Schon in den 1990er-Jahren haben in den USA verletzte Profi-Athleten in der Reha stark auf diese Disziplin gesetzt und dadurch erstaunlicherweise von der Kondition her mit ihren gesunden Teamkollegen mithalten können. Am Ende der Reha wiesen die Aqua-Jogger kein Defizit auf. In arabischen Ländern setzt man bei der Reha ebenfalls auf diese Sportart. Allerdings sind es teure Rennpferde, die im Wasser wieder fit gemacht werden.

Aqua-Jogging steigert die Kondition, die Kraft, den Gleichgewichtssinn und die Beweglichkeit. Alle großen Muskelgruppen werden angesprochen. Kurse finden eventuell sogar in Ihrem Schwimm-/Hallenbad statt. Das Aqua-Jogging ist nicht zu verwechseln mit Wassergymnastik, bei der Sie im Wasser stehen. Um nämlich im Wasser richtig zu »joggen«, müssen Sie sich eine Weste aus Neopren anziehen. Die verschafft Ihnen den nötigen Auftrieb, sodass Sie senkrecht im Wasser stehen, obwohl Sie den Boden des Schwimmbeckens gar nicht berühren. Das Wasser trägt Sie und entlastet Ihre Gelenke. Gleichzeitig übt das Wasser einen wunderbaren Widerstand für das Muskel- und Konditionstraining aus. Hilfsmittel wie Scheiben, Hanteln, Seile, Stäbe oder Bälle kommen bei den Übungen zum Einsatz und steigern den Widerstand.

Aqua-Jogging steigert die Kondition, die Kraft, den Gleichgewichtssinn und die Beweglichkeit

Am besten, Sie lassen sich in einem Kurs zeigen, wie es geht. Diese Sportart ist auch ideal für Menschen, die ein paar Pfunde zu viel auf die Waage bringen und in einer Gruppe etwas für sich tun möchten. Aqua-Jogging ist zur Prophylaxe wie auch zur Behandlung von Arthrose geeignet. Gelenkschwellungen werden durch den hydrostatischen Druck des Wassers reduziert. Wer also bereits unter Arthrose leidet und deshalb auf Bewegung verzichtet hat, macht eine schöne Entdeckung: Mit deutlich weniger Schmerzen als bislang ist Sport möglich.

Lassen Sie sich in einem Kurs zeigen, wie es geht

Fitnessstudio

Sie haben längst nichts mehr zu tun mit den Muckibuden aus den 1970er-Jahren, als vor allem junge Männer ihre »Schönheitsmuskeln« wie den Bizeps trainierten. Viele Fitnessstudios sprechen heute die mittlere und ältere Generation an, die etwas für ihre Gesundheit tun möchte. Entsprechend ist das Angebot der Studios gestaltet. Meistens gibt es einen Gerätepark und Kurse zu verschiedenen Themen. Wenn Sie sich für den Besuch eines Studios entscheiden, lassen Sie sich am besten zu Beginn einmal alles erklären. Kommen Sie mit einem bestimmten Anliegen ins Studio (Gewichtsabnahme, Kniebeschwerden etc.), wird man Ihnen mit Sicherheit entsprechende Kurse nennen und ein persönliches Übungsprogramm an den Geräten zusammenstellen.

Gerade für Menschen, die in letzter Zeit wenig Sport getrieben haben, sind die Geräte ideal. Die Bewegungen sind vorgegeben und somit exakt geführt. Bei den Ausführungen können Sie im Grunde kaum etwas falsch machen.

Gerade für Menschen, die in letzter Zeit wenig Sport getrieben haben, sind die Geräte sehr gut geeignet

Während viele Freizeitsportler gerade im Winter mit der früh einsetzenden Dunkelheit und Hindernissen wie Ästen oder Bodenunebenheiten zu kämpfen haben, ist es im Studio immer hell. Stolperfallen lauern hier nicht.

Gerade auch für übergewichtige Menschen ist ein Studio ideal. Auf dem Crosstrainer zum Beispiel haben die Füße ständigen Bodenkontakt. Obwohl eine Laufbewegung trainiert wird, gibt es Aufprallbewegungen wie beim Jogging nicht. Der Kniestress ist extrem reduziert. Das Gleiche gilt für die Ergometer, an denen kräftig in die Pedale getreten wird. Sie können an beiden Gerä-

Auch für übergewichtige Menschen ist ein Studio ideal

147

ten bestimmen, wie kräftig Sie trainieren möchten. Eine Pulskontrolle warnt Sie vor Überforderungen.

So erhalten Sie Ihre Motivation

Ausreichende körperliche Bewegung – eine lebenslange Aufgabe

Ausreichende und angemessene körperliche Bewegung ist eine lebenslange Aufgabe. Es ist eher ein Marathon als ein Sprint. Damit Sie dabei bleiben, gibt es ein paar einfache Hinweise, wie Sie Ihre Motivation aufrechterhalten können.

Feste Zeiten einplanen

Machen Sie sich einen Wochenplan und tragen Sie die Trainingszeiten ein. Danach ist es wie in der Schule: Wenn Englisch auf dem Stundenplan steht, wird hierüber nicht mehr diskutiert. Egal, ob Sie gerade heute keine Lust haben, es regnet, der Hund krank ist oder der Kopf brummt.

Mit anderen verabreden

Sich gegenseitig motivieren

Um die festen Zeiten einzuhalten, ist es hilfreich, sich mit anderen zu verabreden. Das schafft eine viel größere Verpflichtung, als wenn Sie alleine unterwegs sind. Sie motivieren sich gegenseitig: Mal sprudelt der eine Teilnehmer vor Tatendrang nur so über, mal ist es der andere, der den Rest der Gruppe mitreißt. Entweder Sie finden eine Gruppe Gleichgesinnter, die keinem Verein angehört, sich also informell gebildet hat, oder Sie treten einem Verein oder einer Selbsthilfegruppe bei. Mittlerweile gibt es auch von Vereinen oder anderen Anbietern viele zeitlich befristete Angebote (10 x Lauftraining etc.) für Menschen, die sich nicht binden wollen.

Sport in der Gruppe ist nicht nur für den Körper gut, sondern auch für die Seele. Wenn Sie mit den passenden Leuten zusammen sind, fühlen Sie sich aufgehoben. Sie tauschen sich aus, erfahren das Neueste und planen vielleicht sogar gemeinsam die nächsten Aktivitäten, die nichts mit Sport zu tun haben.

Rückschläge akzeptieren

Auf Sonne folgt Regen. Jeder Mensch erlebt Rückschläge. Der Sport in einer Gruppe erleichtert es Ihnen, hiermit umzugehen. Mit Sicherheit haben andere eine ähnliche Erfahrung schon vor Ihnen gemacht und können Ihnen sagen, was am besten hilft. Nehmen Sie es im wahrsten Wortsinn sportlich und analysieren Sie kurz, was zu dem Tief geführt hat. Dann ziehen Sie hieraus die richtigen Schlüsse und variieren Ihre Vorgehensweise. Sendet Ihr Körper jedoch über einen längeren Zeitraum weiterhin Warnsignale aus, sollten Sie grundsätzlich überlegen, ob diese Sportart für Sie geeignet ist, und zu einer wechseln, die Sie besser vertragen. Auch dann waren die Rückschläge für etwas gut.

Jeder Mensch erlebt Rückschläge

Bewegung in den Alltag einbauen

Überlegen Sie einmal, ob Sie in der warmen Jahreszeit nicht mit dem Rad zur Arbeit oder zum Einkaufen fahren können. So haben Sie ohne große Mühe schon eine Trainingseinheit in Ihre ganz normalen Tagesabläufe integriert.

Ziele setzen

Trainieren Sie nicht einfach drauflos, sondern setzen Sie sich feste Ziele. Bis wann möchte ich was erreichen, lautet die zentrale Frage. Sie möchten vielleicht

149

bis zum Sommer fünf Kilo abnehmen, den Jakobsweg von Deutschland aus mit dem Fahrrad zurücklegen oder den nächsten Zehn-Kilometer-Stadtlauf bewältigen. Es ist aber auch bereits ein Ziel, sich dreimal pro Woche körperliche Aktivität vorzunehmen oder einfach ohne Knieschmerzen den Alltag bewältigen zu wollen.

Den Weg zum großen Ziel in kleine Einzelschritte untergliedern

Steht das große Ziel fest, sollten Sie den Weg dorthin in viele kleine und leicht erreichbare Einzelschritte untergliedern. Sie erstellen einen Trainingsplan in Wochenschritten. Damit haben Sie eine ständige Erfolgskontrolle und halten die Motivation aufrecht. Sollten Sie Zwischenziele nicht erreichen, können Sie so ganz schnell herausfinden, woran es liegt.

Gute Ausrüstung ist wichtig

Ein Paar neue Laufschuhe und ein schicker Trainingsanzug – meist fühlt man sich mit einer guten Ausrüstung einfach wohler als in alten Klamotten. So fällt es Ihnen mit Sicherheit leichter, sich bei sportlicher Betätigung zu zeigen.

Trainingsschuhe am besten in einem Fachgeschäft kaufen

Trainingsschuhe sollten Sie am besten in einem Fachgeschäft mit ausführlicher Beratung kaufen. Die Anschaffung einer neuen Ausrüstung ist auch ein ritueller Schritt: Jetzt geht's wirklich los!

Sportgeräte immer in Sichtweite

Als ständige Erinnerungsstütze sollten Sie Ihr Sportgerät (Tasche, Schuhe, Trainingsanzug, Stöcke) immer in Sichtweite positionieren. Also nicht nach dem Training in den Keller damit, sondern gleich in der Garderobe stehen lassen. Jedes Mal, wenn Sie daran vorbeilaufen, werden Sie an den nächsten Termin erinnert.

150

Für Abwechslung sorgen

Langeweile lähmt! Bringen Sie Abwechslung in Ihr Trainingsprogramm und verändern Sie die Reihenfolge der Gymnastikübungen oder ersetzen Sie einige Übungen durch ganz neue. Passen Sie Ihr Programm den Jahreszeiten an. Vielleicht wohnen Sie in einer Gegend, in der Sie im Winter Skilanglauf statt Nordic Walking machen können. Für Läufer gilt: Suchen Sie sich immer wieder neue Streckenführungen aus. So bleiben Sie wach. Wer an technischen Neuerungen Freude hat, kann diese problemlos in sein Bewegungsprogramm integrieren. »Wii Fit®« heißt ein neues Videospiel des japanischen Herstellers Nintendo, das mit einem Peripheriegerät ausgestattet ist. Das Wii Balance Board misst das Körpergewicht und die Balance des Spielers. Während vom Bildschirm des Fernsehgeräts die Anweisungen und Ratschläge kommen, führt der Übende die Bewegungen aus, die vom Balance Board registriert werden. Das Gerät gibt Rückmeldungen, ob der Spieler die gewünschte Körperbalance bereits aufbringt oder beim »Snowboarden« im heimischen Wohnzimmer noch arg auf dem Brett herumwackelt. Die Trainingsfortschritte lassen sich für bis zu acht Personen in einem Kalender dokumentieren. Neben der Koordination können Übungen zur Entspannung, zum Muskeltraining und zum gezielten Verbrennen von Kalorien absolviert werden.

Langeweile lähmt!

Wenig ist mehr als nichts

Auch wenn an manchen Tagen fast gar nichts geht: Etwas geht meistens. Selbst wenn es nicht das reguläre Trainingsprogramm ist, so sind fünf bis zehn Minuten Gymnastik zu Hause immer noch besser als Nichtstun. Am Ende dieses kleinen Programms fühlen Sie sich meist wohler als ganz ohne Bewegung.

Hindernisse überwinden

Selbst für Menschen, die aufgrund von Übergewicht oder starken Schmerzen seit geraumer Zeit keinen Sport mehr getrieben haben, gibt es Mittel und Wege, wieder in Bewegung zu kommen.

Mittel und Wege, wieder in Bewegung zu kommen

Starkes Übergewicht und was dennoch geht

Zugegeben: Für stark übergewichtige Menschen sind viele Sportarten einfach nichts. Aber es gibt mittlerweile Angebote, wie auch sie in Bewegung kommen können.

Arm-Ergometer: An diesem Gerät kann man sich gesund kurbeln. Fitnessstudios oder physiotherapeutische Einrichtungen halten Arm-Ergometer bereit. Sie trainieren die Arme und den gesamten Oberkörper. Wie beim Radfahren sollte man anfangs den Widerstand gering halten. Durch das schnelle Kurbeln tritt nach 10 bis 15 Minuten eine erste Erschöpfung ein. Wer größeren Ehrgeiz entwickeln möchte, dem sei berichtet, dass beim professionellen Segeln die Sportler an Geräten mit vergleichbaren Bewegungen eine Energie von bis zu 400 Watt aufbringen. Für sehr kurze Zeit schafft ein Ungeübter am Anfang am Arm-Ergometer maximal 200 Watt.

Arm-Ergometer sind ein idealer Einstieg

Arm-Ergometer sind ein idealer Einstieg, um mit körperlicher Aktivität und dem Abnehmen anzufangen. Ist diese erste Hürde überwunden, sollten die Betroffenen auf andere Trainingsgeräte wie die konventionellen Ergometer oder Crosstrainer umsteigen. Als Beleg dafür, dass stark übergewichtige Menschen den Wiedereinstieg in sportliche Aktivitäten schaffen können, sei auf den Erfahrungsbericht von Dr. med. Peter Krapf verwiesen. Er brachte sagenhafte 189,5 Kilogramm auf die Waage und begann mit gelenkschonenden Oberkörpertrainingsgeräten wie dem Arm-Ergometer sein Abnehmprogramm. Zudem stellte er seine Ernährung um und reduzierte sein Gewicht in eineinhalb Jahren um 100 Kilogramm (siehe Literatur-Tipps).

Aqua-Jogging: Weil das Körpergewicht auf die Gelenke drückt, ist für schwere Menschen das Aqua-Jogging eine prima Alternative zu herkömmlichen Sportarten. Der Auftrieb des Wassers entlastet merklich. Mehr hierzu auf Seite 145.

Arm-Ergometer zum Abnehmen

Starke Schmerzen

Wer unter einer Kniearthrose mit Schmerzen leidet, trainiert nicht. Das ist völlig normal und verständlich. Doch leider beginnt ein Teufelskreis. Wegen der fehlenden Bewegung wird der Knorpel im Knie noch weniger als sonst durchgewalkt und mit Nährstoffen versorgt, der Verschleiß schreitet voran und verursacht noch mehr Schmerzen.

Hier geht es darum, den Teufelskreis zu durchbrechen. Schmerzmittel, in ausreichend hoher Dosierung und unter ärztlicher Aufsicht verschrieben, stellen zunächst einen Ausweg dar. Erst wenn die Gelenke, Knochen und Muskeln nicht mehr schmerzen, können die Betroffenen in Bewegung kommen. Ausführliche Informationen hierzu im Kapitel »Medikamentöse Schmerztherapie«.

Wer unter einer Kniearthrose mit Schmerzen leidet, trainiert nicht

Einfache Übungen für die Knie

Muskelkräftigung

Der Wandsitz

- Stellen Sie sich mit dem Rücken an eine glatte Wand. Die Füße sind ca. 30 cm von der Wand entfernt, die Beine gerade.

- Rutschen Sie mit dem Rücken die Wand hinunter, bis die Oberschenkel beinahe waagerecht sind.
- Die Füße sollten etwa unterhalb der Knie sein.
- Bleiben Sie so lange in dieser Position, wie Sie es problemlos schaffen, sich wieder aufzurichten. (Damit Sie sich sicherer fühlen, können Sie einen Hocker unterstellen oder sich am Anfang von jemandem helfen lassen.) Richten Sie sich dann wieder auf, indem Sie die Wand langsam wieder hochrutschen. Wiederholen Sie das so oft, wie Sie es problemlos schaffen.

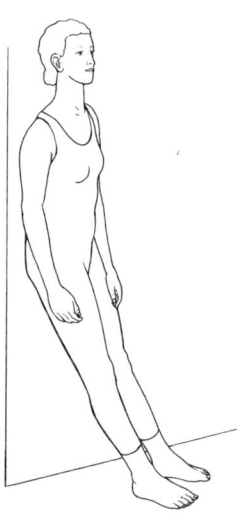
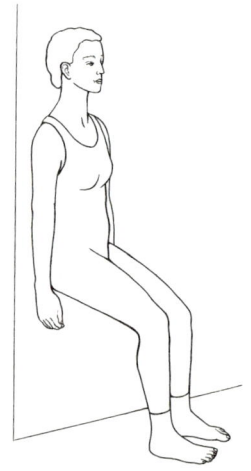

Kniebeugen

- Stellen Sie sich gerade hin, die Füße sind hüftbreit auseinander. Bei Bedarf halten Sie sich an einem Türrahmen oder einem stabilen Tisch fest.
- Gehen Sie langsam in die Hocke und beugen Sie die Knie bis maximal 90 Grad. Wenn Sie unten sind, sieht es ein wenig so aus, als wollten Sie sich gerade auf die Toilette setzen. Strecken Sie danach die Knie wieder und kommen Sie nach oben. Die Füße bleiben dabei auf dem Boden, der Rücken ist gerade, der Oberkörper neigt sich etwas nach vorn. Wenn Sie sich nicht festhalten, können Sie die Arme zur Balance nach vorne strecken. Wiederholen Sie diese Übung so oft, wie es noch angenehm für Sie ist.
- Für Fortgeschrittene: Machen Sie die Übung auf einem Bein (wenn Sie sich unsicher fühlen, halten Sie sich lieber fest).

Kniebeugen zur Muskelkräftigung

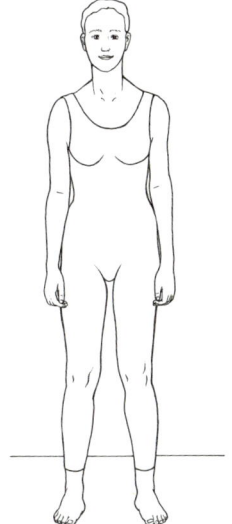
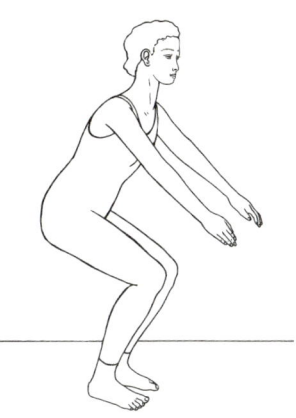

155

Kniestreckübung

- Setzen Sie sich auf einen stabilen Tisch. Die Rückseiten der Oberschenkel liegen auf der Tischplatte auf und die Unterschenkel hängen über der Kante.
- Strecken Sie das rechte Knie und halten Sie das Bein für einige Sekunden gestreckt. Strecken Sie dann das linke Knie.
- Wiederholen Sie die Übung so oft, wie Sie sich dabei wohlfühlen.
- Fortgeschrittene können sich eine Gewichtsmanschette um den Knöchel legen.

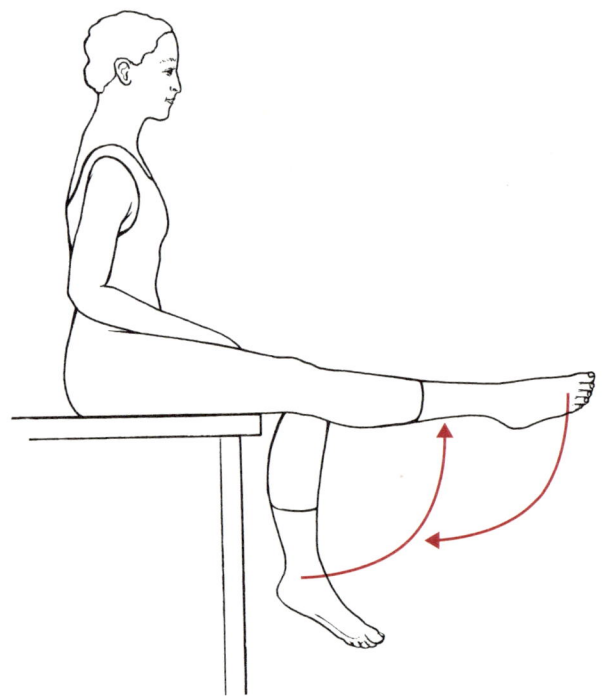

Kniestreckübung zur Muskelkräftigung

Mobilisation

Kniependeln
- Sie sitzen wie in der vorigen Übung auf einem stabilen Tisch.
- Pendeln Sie mit Ihren Unterschenkeln ohne Kraftaufwand und mit geringem Bewegungsausschlag vor und zurück.

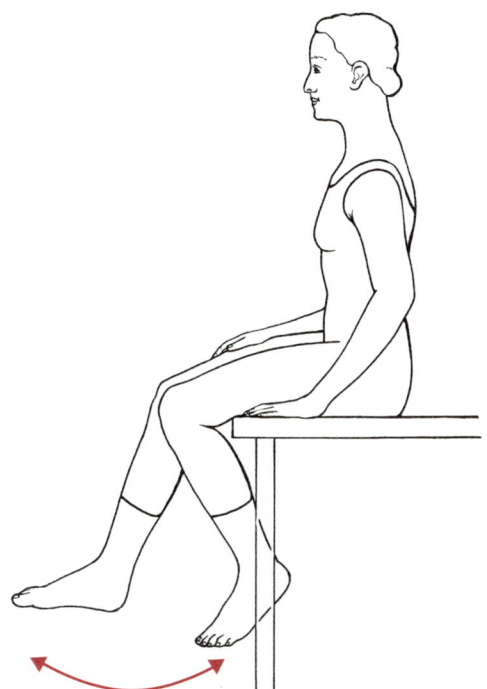

Kniependeln erhöht die Beweglichkeit

157

»Fahrradfahren«

- Legen Sie sich auf den Rücken und bewegen Sie ein Bein in der Luft wie beim Fahrradfahren, das andere Bein ist angewinkelt, der Fuß auf dem Boden. Machen Sie dann dasselbe mit dem anderen Bein. Machen Sie das so lange, wie Sie das Bein noch bequem in der Luft halten können. Achtung: Der gesamte Rücken soll auf dem Boden aufliegen, vor allem der untere Rücken – machen Sie kein Hohlkreuz.
- Für Fortgeschrittene: Führen Sie die Übung gleichzeitig mit beiden Beinen aus und fahren Sie mit beiden Beinen »Fahrrad«.

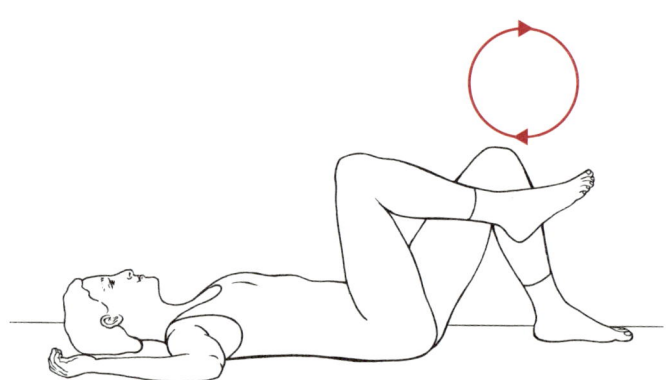

»Fahrradfahren« – das mobilisiert auch im Liegen

Dehnung

Kniebeuger
- Stellen Sie sich hin und legen Sie die Ferse mit leicht gebeugtem Knie auf eine Auflage, die nicht zu hoch ist. Dies kann ein Couchtisch, ein Stuhl oder ein Baumstumpf sein.
- Beugen Sie den Oberkörper mit geradem Rücken nach vorne, bis Sie ein Ziehen an der Rückseite des aufgestellten Beins spüren.
- Die Hände können Sie auf dem Oberschenkel ablegen.
- Wiederholen Sie die Übung drei- bis fünfmal pro Bein.

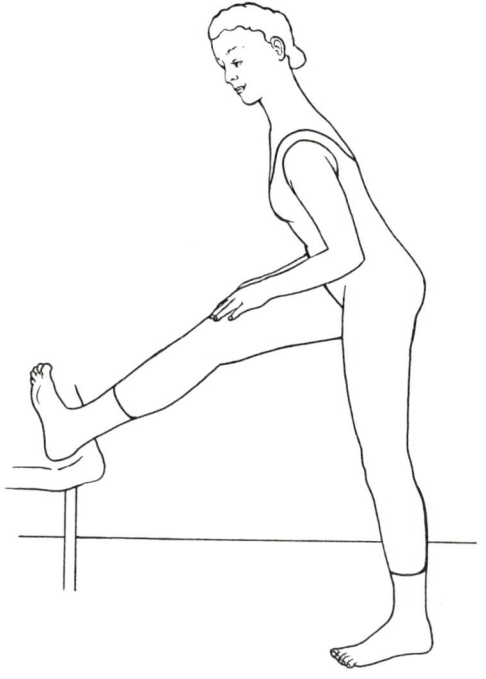

Dehnungsübungen sind genauso wichtig wie Muskelkräftigung

159

Vorbeugung durch Ernährung

Was hat Ernährung mit Arthrose zu tun?

Die Zeiten aktivierter Arthrose gehen mit Entzündungsprozessen im Kniegelenk einher. Solche Prozesse können durch bestimmte Nahrungsbestandteile zum Guten wie zum Schlechten gewendet werden. Im Mittelpunkt der Aufmerksamkeit steht eine Fettsäure mit dem Namen Arachidonsäure. Sie ist Gift für die Gelenke, da sie die Entzündung besonders fördert. Sie findet sich in Fleisch (vor allem vom Schwein), Wurst und Eiern. Eine positive Wirkung geht von den Omega-3-Fettsäuren aus, die vor allem in Kaltwasserfischen und einigen Ölen vorkommen. Aus diesem Grund sollten Patienten zweimal pro Woche Lachs, Thunfisch oder Makrelen verzehren und bei der Zubereitung ihrer Speisen verstärkt Raps-, Lein- oder Walnussöl verwenden. Alba-Öl z.B. schmeckt und riecht wie frische Butter, ist aber ein Rapsöl, dessen Rapssamen aus Südschweden stammen. Auch Alba-Öl ist reich an Omega-3-Fettsäuren.

Entzündungsprozesse im Kniegelenk können durch die Ernährung beeinflusst werden

Der Gourmet-Tipp

Arganöl ist ebenfalls reich an Omega-3-Fettsäuren. Das »flüssige Gold Marokkos« ist nicht nur gesund, sondern zudem extrem lecker. Verwenden Sie es zum Braten und Backen – besonders wohlschmeckend und gesund ist es auch als Salatöl.

Kampf den freien Radikalen

Sauerstoff ist ein ganz besonderes Element: Wir brauchen ihn zum Leben, doch er kann zum Beispiel Metall zum Rosten bringen. Im menschlichen Körper werden beim normalen Stoffwechsel ständig Sauerstoffverbindungen gebildet. Wenn sie nicht gebunden und eingefangen werden, sind sie als freie Radikale unterwegs und können beispielsweise den Knorpel des Kniegelenks schädigen. Diesem radikalen Treiben ist man nicht schutzlos ausgeliefert. Die Gegenspieler der freien Radikale sind die Antioxidanzien, auch als Radikalenfänger bezeichnet. Antioxidanzien können freie Radikale neutralisieren. Die prominentesten Vertreter sind die Vitamine C und E sowie das Spurenelement Selen.

Freie Radikale können den Knorpel des Kniegelenks schädigen

Wichtige Vitalstoffe

Vitamin C

Vitamin C ist gut fürs Kniegelenk, da es für die Kollagenbildung von zentraler Bedeutung ist. Es gibt Hinweise darauf, dass Vitamin C auch die Regeneration des Knorpels unterstützt. Vitamin C gilt als wichtigstes wasserlösliches Antioxidans. Aus diesem Grund ist es der perfekte Partner von Vitamin E. Das Vitamin C greift in den Wasserhaushalt der Zelle ein, während Vitamin E in den Fettbausteinen wirkt. Vitamin C kommt hauptsächlich in Zitrusfrüchten und Gemüse vor.

Vitamin C ist gut fürs Kniegelenk

Vitamin E

Vitamin E schützt Gelenke vor freien Radikalen und hemmt die Freisetzung von Arachidonsäure. Dadurch verringert es Entzündungsreaktionen im Körper. Der Körper kann Vitamin E nicht selbst bilden. Es muss regelmäßig aufgenommen werden oder durch die Einnahme von Vitamin C wieder aktiviert werden. Vitamin E kommt in kaltgepressten Pflanzenölen wie Sonnenblumen- oder Weizenkeimöl vor.

Selen
Dieses Spurenelement mit antioxidativer Wirkung hilft, Vitamin C wieder zu aktivieren. Hierin ähnelt Selen dem Vitamin E. Insgesamt stärkt Selen das körpereigene Abwehrsystem. Selen kommt in Fleisch, Getreide und Hülsenfrüchten vor.

Sich frisch und vollwertig ernähren

Eine »knie-gesunde« Ernährung ist frisch, »grün« und vollwertig

Eine »kniegesunde« Ernährung ist frisch, »grün« und vollwertig. Wenn auf dem täglichen Speiseplan regelmäßig Obst und Gemüse stehen, ist die Einnahme von Antioxidanzien in ausreichender Menge garantiert. Bei der Gemüseauswahl sollten Sie auf frische Ware setzen oder ins Tiefkühlfach greifen. Spinat & Co. werden nach der Ernte geputzt, schockgefroren und verpackt. Bei diesem Prozess gehen nur ganz wenige Vitamine verloren und das Gemüse behält seinen Geschmack.

Wenn Sie gern abwechslungsreich kochen: Vor allem die asiatische Küche ist reich an vegetarischen Rezepten. Die Zubereitung im Wok ist ein geradezu sinnliches Erlebnis und durch die kurze Garzeit behält das Gemüse viele seiner wertvollen Substanzen. Sehr gut hierzu passen Tofuprodukte, die reich an pflanzlichem Eiweiß sind.

Ein für viele Menschen ungewohntes Geschmacks-
erlebnis ermöglicht der Verzehr von vollwertigen
Getreideprodukten. Ein dunkles Vollkornbrot ist reich
an wertvollen Vital- und Ballaststoffen und schmeckt
einfach nach etwas.

Der Sprechstunden-Tipp
Wenn auf Ihrem Speiseplan frisches Gemüse, Tofu
und Vollkornbrot nur sporadisch auftauchen,
haben Sie trotzdem eine bequeme Möglichkeit,
sich mit vielen notwendigen Vitalstoffen zu versorgen. Wir haben in der Knie-Sprechstunde gute
Erfahrungen mit dem Produkt ENERGETICUM® IP
2000 gemacht, das in Apotheken vertrieben wird
(siehe Adressteil unter ENERGETICUM GmbH).
Die darin enthaltenen Stoffe sind für die Körper-
zellen schnell verfügbar, sodass sich die antioxidative Wirkung umgehend entfaltet.

Wenn Sie exakt ermitteln möchten, wie Ihr Vitalstoffbedarf aussieht, steht Ihnen ein Verfahren der Hightechmedizin zur Verfügung. Die Redox-Serum-Analyse macht klare Aussagen darüber, wie Ihr Körper auf
bestimmte Belastungen reagiert. Aus diesem Befund
lässt sich ableiten, welche individuelle Vitalstoffmi-
schung für Sie die richtige ist. Während die oben ange-
sprochene Analyse eine Blutentnahme voraussetzt,
gibt es mittlerweile auch ein schnelleres Verfahren für
eine erste Einschätzung. Die Methode funktioniert im
wahrsten Wortsinn »durch Handauflegen« auf ein neu
entwickeltes Gerät, das mit der Autofluoreszenzme-
thode arbeitet. Zuerst wird der Daumenballen mit

Sie können genau ermitteln, wie Ihr Vitalstoffbedarf aussieht

UV-Licht beleuchtet. Hierdurch werden Stoffwechsel-substanzen angeregt, die selbst Licht in verschiedenen Wellenlängen abgeben. Eine Computersoftware wertet diese Lichtimpulse aus und informiert darüber, ob zum Beispiel Stoffwechselstörungen oder Infektionen vorliegen.

Weitere Informationen halten das Ärztliche Gesundheitszentrum energyfarm sowie die Firma Labortechnik GmbH bereit (siehe Adressteil).

Saures vermeiden

Nahrungsmittel, die sauer abgebaut werden, bringen den Stoffwechsel durcheinander. Es gelingt dem Körper nicht mehr, den für ihn optimalen pH-Wert zwischen 7,35 und 7,45 zu halten. Nur in diesem engen Bereich ist der Organismus voll leistungsfähig. Kommt es dagegen zu einer Übersäuerung des Gewebes, wird der Stoffwechsel beeinträchtigt.

Zu einer Übersäuerung des Gewebes führen nicht jene Nahrungsmittel, die auf den ersten Biss sauer schmecken, wie zum Beispiel Zitronen. Es sind vielmehr Produkte, denen man ihr sauer machendes Potenzial nicht gleich ansieht: Süßigkeiten, Käse, Fleisch und Teigwaren aus hellem Getreide zählen dazu.

Es ist ganz einfach, den eigenen pH-Wert zu messen. Bringen Sie ein paar Tropfen Morgenurin auf einen Teststreifen, den Sie in der Apotheke gekauft haben. Schnell können Sie erkennen, ob Sie im optimalen Bereich liegen. Wer diese Messungen regelmäßig durchführt, kann mit großer Wahrscheinlichkeit seine Werte prognostizieren, denn er weiß ja selbst am besten, ob er am Abend zuvor »gesündigt« hat.

Die Messung des eigenen pH-Werts zeigt Ihnen, wie »sauer« Sie sind

Säurebildende Nahrungsmittel	Basenbildende Nahrungsmittel
Fleisch, Wurst, Fisch	Blattsalate
Süßwaren	Gemüse
Alkohol, Cola, Kaffee	Obst, Obstessig
Eier, Käse	Kartoffeln
Weißmehlprodukte	Molke
Reis, Teigwaren	Kräutertee

Basenbildende Nahrungsmittel sollten Sie bevorzugen

Kommt es zu einer Übersäuerung des Gewebes, gleicht der Körper dies zunächst mit Mineralstoffen aus. Stehen diese Stoffe nicht mehr zur Verfügung, beginnt die Einlagerung der überschüssigen Säure ins Bindegewebe. Hier greift die eingelagerte Säure Knochen und Knorpel an und fördert das Entstehen von Arthrose. Die Säure nagt sozusagen am Knorpel. Sie selbst haben es in der Hand, die unerwünschten Säuredepots aufzulösen. Am besten gehen Sie hierzu zweigleisig vor.

Während Sie Ihre Ernährung auf basische Produkte konzentrieren, bieten Sie Ihrem Stoffwechsel die erforderlichen Mineralstoffe an, um die Übersäuerung abzubauen. Als gute Unterstützung hat sich in unserer Sprechstunde das Produkt ENERGETICUM® Base Natur (in Apotheken erhältlich) erwiesen. Es enthält besonders viel Calcium, welches das Hauptmineral der Entsäuerung darstellt.

Achtung: Bei schweren Nierenerkrankungen dürfen Sie die Kapseln nicht nehmen!

165

Viel trinken

Der Knorpel besteht zu rund 80% aus Wasser, das für seine Elastizität ganz wichtig ist. Nur wenn die Wasserversorgung stimmt, kann der Knorpel gut funktionieren. Viele Menschen trinken jedoch zu wenig. Die Konsequenz: Der Knorpel sitzt auf dem Trockenen, genauso wie der gesamte übrige Organismus. Fehlt das Wasser, kann der Körper über die Nieren nicht richtig entgiften und entschlacken.

Sie sollten zwei bis drei Liter Flüssigkeit am Tag trinken

Zwei bis drei Liter Flüssigkeit am Tag sollten es schon sein. Um diese aufzunehmen, muss man sich manchmal ein wenig zum Trinken motivieren, um nicht zu sagen, zwingen.

Der Sprechstunden-Tipp

Halten Sie sich an einen Grundsatz der Triathleten: Einmal am Tag sollte der Urin hellgelb, fast klar, sein. Dies ist durch ausreichendes Trinken ganz einfach zu schaffen. Dann bekommt der ehemals dunkelgelbe Urin seine gewünschte helle Farbe.

Das Trinken einer ausreichenden Menge fällt leichter, wenn die Temperatur stimmt. Trinken Sie im Winter doch einfach mehr Tee oder leicht erwärmtes Wasser (im Wasserkocher ein paar Momente anwärmen oder die Mineralwasserflasche auf die Heizung stellen) und im Sommer kühle Fruchtsäfte. So geht's viel leichter. Es muss auch nicht immer nur Wasser sein. Sorgen Sie für Abwechslung und machen Sie sich leckere Mischgetränke mit Wasser und vielen tollen Fruchtsäften, die es in jedem Bioladen gibt.

Apropos Geschmack: Von konventionellen Softdrinks und koffeinhaltigen Erfrischungsgetränken mit zahlreichen Aromastoffen und noch mehr Zucker ist abzuraten. Der Zucker enthält nur leere Kalorien und verbraucht bei der Verdauung in erhöhtem Maße wertvolle Vitalstoffe, die an anderer Stelle im Organismus fehlen. Die populären Softdrinks haben eine weitere unerwünschte Nebenwirkung: Das Phosphat sorgt für eine Entkalkung der Knochen und macht sie weicher. Verlieren die Knochen an Stabilität, steigt auch die Gefahr einer Arthrose, da die Statik des Knies in Schieflage gerät.

Von konventionellen Softdrinks und Erfrischungsgetränken ist abzuraten

167

Anhang

Literatur-Tipps

Norbert Bachl, Werner Schwarz, Johannes Zeibig: Aktiv ins
Alter. Mit richtiger Bewegung jung bleiben, Wien
(Springer) 2006

Jörg Blech: Bewegung. Die Kraft, die Krankheiten besiegt
und das Leben verlängert, Frankfurt am Main (S. Fischer)
2007

Patrick Broome: Yoga für den Mann. Mit einem Vorwort
von Oliver Bierhoff, München (Nymphenburger) 2009

Michaela Döll: Arthrose. Endlich schmerzfrei durch Bio-
Stoffe, München (Herbig) 2005[3]

Dirk Engel-Korus: Die neue Knieschule. Übungsprogramm
zum Vorbeugen, Stärken und Stabilisieren, München
(BLV) 2004[2]

Jürgen Fischer: Das Arthrose-Stopp-Programm, Stuttgart
(Trias) 2008[2]

Cornelia Fischer-Börold, Friederike Krumme: Arthrose,
Hannover (Schlütersche) 2007

Wolfgang Franz, Robert Schäfer: Die Knie-Sprechstunde.
Alle Therapien von Naturheilkunde bis Hightechmedizin,
München (Herbig) 2010[2]

Peter Krapf: Das 10x10-Kilo-weg-Buch, Leoben (Kneipp) 2003

Rosi Mittermaier, Christian Neureuther: Die Heilkraft des
Sports. Mit Spaß und Freude mehr Gesundheit. Unter
Mitarbeit des Sportmediziners Dr. Bernd Wolfarth,
München (Nymphenburger) 2008

Jason Theodosakis, Brenda Adderly, Barry Fox: Die
Arthrose-Kur. Die sensationelle Behandlungsform ohne
Nebenwirkungen, München (Goldmann) 2000[11]

Jürgen Toft: Kniearthrose. Von wegen da kann man nichts
machen, München (Herbig) 1999[2]

Michael Vitek: Hilfe für das Kniegelenk. Die besten
Behandlungs- und Heilmethoden. Was Sie selbst tun
können, München (Goldmann) 2007

Wissenschaftliche Studien

Bastian, J.D., Franz, W. (2005): Erfahrungen mit Ganzkörpervibrationstraining nach arthroskopischer Rekonstruktion des Vorderen Kreuzbandes. Deutsche Zeitschrift für Sportmedizin 56 (7/8):228

Chrubasik, S., Chrubasik, C., Künzel, O., Black, A.: Patient-perceived benefit during one year of treatment with Doloteffin. Phytomedicine. 2007 Jun;14(6):371–6. Epub 2007 May 22.

Chrubasik, J.E., Roufogalis, B.D., Chrubasik, S.: Evidence of effectiveness of herbal antiinflammatory drugs in the treatment of painful osteoarthritis and chronic low back pain. Phytother Res. 2007 Jul;21(7):675–83. Review.

Denner, S.S.: A review of the efficacy and safety of devil's claw for pain associated with degenerative musculoskeletal diseases, rheumatoid, and osteoarthritis. Holist Nurs Pract. 2007 Jul–Aug;21(4):203–7. Review.

Kirschner, P.: CPM-Continuous Passive Motion: treatment of injured or operated knee-joints using passive movement. A meta-analysis of current literature; Unfallchirurg. 2004 Apr;107(4):328–40. Review.

Moskowitz, R.W. (2000): Role of collagen hydrolysate in bone and joint disease. Seminars in Arthritis and Rheumatism 30:87–99.

Rossnagel, K., Roll, S., Willich, S.N.: The clinical effectiveness of rosehip powder in patients with osteoarthritis. A systematic review. MMW Fortschr Med. 2007 Jun 28;149(11):51–6. Review.

Stefanyshyn, D., Osis, S., Trembley, L., Park, S. K.: The Biomechanics of Walking in the chung shi Health Shoe. Sport Insight Inc. 2006

Yi, Kyung Ock (2007): Effects of Elevated Midfoot Walking Shoes on Foot Shape, Balance, Flexibility, and Body Composition. J. of Korean Physical Education Association for Girls and Women. Vol. 21, No. 2. pp. 39–50.

Zhang, W., Moskowitz, R.W., Nuki, G., Abramson, S., Altman, R.D., Arden, N., Bierma-Zeinstra, S., Brandt, K.D.,

Croft, P., Doherty, M., Dougados, M., Hochberg, M., Hunter, D.J., Kwoh, K., Lohmander, L.S., Tugwell, P.: OARSI recommendations for the management of hip and knee osteoarthritis, Part II: OARSI evidence-based, expert consensus guidelines. Osteoarthritis Cartilage. 2008 Feb;16(2):137–62.

Aktuelle Behandlungsrichtlinien
http://oarsi.org/pdfs/Treatment_Guidelines_Progress_Report.pdf

Über die beiden Autoren
Dr. med. Wolfgang Franz, Jahrgang 1958, ist Unfallchirurg und Sportmediziner sowie Mitinhaber der Kaiserslauterer Lutrina Klinik, wo er das Kaiserslauterer Knie-Konzept entwickelt hat und seine Knie-Sprechstunde abhält. Von 1989 bis 2000 war er Mannschaftsarzt beim 1. FC Kaiserslautern. Er ist Mitglied folgender Fachgesellschaften: GOTS – Gesellschaft für Orthopädisch-Traumatologische Sportmedizin (*www.gots.org*); Deutschsprachige Arbeitsgemeinschaft für Arthroskopie AGA (*www.aga-online.de*); ICRS – International Cartilage Repair Society (*www.cartilage.org*); DGSP – Deutsche Gesellschaft für Sportmedizin und Prävention (*www.dgsp.de*); American Academy of Orthopaedic Surgeons (*www.aaos.org*); OsteoArthritis Research Society International (OARSI) (*www.oarsi.org*); Instruktor der AAOS und der ISAKOS (International Society of Arthroscopy, Knee Surgery and Orthopedic Sports Medicine), internationale Vorträge, Live-OPs und Workshops

Robert Schäfer, Jahrgang 1965, ist Redakteur und Medizinjournalist. Beide Autoren haben im Herbig Verlag das Buch »Die Knie-Sprechstunde« veröffentlicht, das 2010 bereits in 2. Auflage erschienen ist.

171

Wichtige Adressen

Deutsche Rheuma-Liga
Bundesverband e.V.
Maximilianstraße 14
53111 Bonn
bv@rheuma-liga.de
Internet: *www.rheuma-liga.de*
Info-Telefon und Kontakt zu örtlichen
Angeboten: 01804-60 00 00

Gelenkzentrum Pfalz GbR
Karl-Marx-Straße 33
67655 Kaiserslautern
Tel.: 0631-6279-8888
Fax: 0631-6279-8889
E-Mail: info@gelenkzentrumpfalz.de
Internet: *www.gelenkzentrumpfalz.de*

Lutrina Klinik
Karl-Marx-Straße 33
67655 Kaiserslautern
Tel.: 0631-3635-200
Fax: 0631-3635-137
E-Mail: Dr. Franz:
franz@lutrinaklinik.de
Internet: *www.lutrinaklinik.de*

MVZ Medizinisches Versorgungs-
zentrum für interdisziplinäre
Schmerztherapie
Landauer Straße 25
67434 Neustadt an der Weinstraße
Tel.: 06321-84196
Fax: 06321-354407
E-Mail: info@pain-service.com
Internet: *www.pain-service.com*

Orthopädische Gemeinschaftspraxis
Ortho1a
Leuschnerstraße 1a
67063 Ludwigshafen
Tel.: 0621-52927-10
Fax: 0621-52927-12
E-Mail: praxis@ortho1a.de
Internet: *www.ortho1a.de*

Praxis Dres. Franz, Heth, Ehmen
Pfaffplatz 10
67655 Kaiserslautern
Tel.: 0631-12053
Fax: 0631-12055
Ansprechpartnerin für Aktivitäten
im Ausland:
Tamara Freißinger
International Relations Manager

Praxis für Krankengymnastik
Gunter Röhrig
Hauptstraße 11
67316 Carlsberg-Hertlingshausen
Tel.: 06356-919168
und
Am Nussbaum 8
67273 Weisenheim am Berg
Tel.: 06353-936888
E-Mail: kg.roehrig@t-online.de
Internet: *www.roehrig-kg.de*

Redox-Serum-Analyse:
LABORTECHNIK GMBH
Friedrich-Barnewitz-Straße 3
18119 Rostock
Tel.: 0381-5196-112
Fax: 0381-5196-113
E-Mail: labotech@t-online.de
Internet: *www.labo-tech.de*

SaluMed Privatklinik Bad Dürkheim –
Verwaltung PRE Park
Luxemburger Straße 3
67657 Kaiserslautern
Tel.: 0631-6279-8880
Fax: 0631-6279-8881
E-Mail: verwaltung@salumed-
privatklinik.de
Internet: *www.salumed-privatklinik.de*

Autorenkontakt:
Dr. Wolfgang Franz
Tel.: 0631-12053
Fax: 0631-12055
E-Mail: franz@lutrinaklinik.de
　　　　franz@gelenkzentrumpfalz.de

Robert Schäfer
Tel.: 06204-7011794
E-Mail: robert.schaefer@t-online.de

Internet:
www.deutsches-arthrose-forum.de
Plattform für Betroffene

www.gelenkzentrumpfalz.de
Zusammenschluss führender Chirurgen und Orthopäden in der Pfalz

www.orthinform.de
Patienteninformationsportal des
Berufsverbandes der Fachärzte für
Orthopädie und Unfallchirurgie e.V.

www.sportprogesundheit.de
Auflistung von Sportangeboten, nach
Postleitzahlen sortiert, zusammenge-
stellt vom Deutschen Olympischen
Sportbund in Zusammenarbeit mit
der Bundesärztekammer

http://www.saveyourknees.org/
Informative Website der AAOS (American Academy of Orthopaedic Surgeons)

http://www.orthoillustrated.com/
Informationen zu Gelenkoperationen

Hersteller:

ARTROSTAR® COMPACT:
ORMED GmbH
Merzhauser Str.112
79100 Freiburg
Tel.: 0180-1000818
Fax.: 0180-11676333
E-Mail: artrostar@ormed-djo.de
Internet: *ormed-djo.de*

chung shi AuBioRiG®-Schuhe:
ME & Friends AG
Rudolf-Diesel-Ring 11
83607 Holzkirchen
Tel.: 08024-60898-0
Fax: 08024-60898-20

E-Mail: info@chung-shi.de
Internet: *www.chung-shi.com*

Collagen Meniskus Implantat
(CMI/MENAFLEX)
ReGen Biologics AG
Internationales Marketing und Sales
Office
Zugerstraße 72
CH-6340 Baar/Zug
Switzerland
Tel.: +41 (0) 7608385
Fax: 0800-73436246 (kostenlos)
Internet: *www.menaflex.com*

ENERGETICUM GMBH & Co. KG
Pulverturmstraße 5
84028 Landshut
Tel.: 0871-97499-0
Fax: 0871-97499-29
E-Mail: info@energeticum.com
Internet: *www.energeticum.com*

EPL Medizintechnik GmbH
Industriestraße 8
67722 Winnweiler
Tel.: 06302-7868
Fax: 06302-7867
E-Mail: info@epl.de
Internet: www.epl.de

GELITA Health Products GmbH
Uferstraße 7
69412 Eberbach
Tel.: 06271-84-1600
Fax: 06271-84-1650
E-Mail: service@ch-alpha.de
Internet: *www.ch-alpha.de*

DONJOY® Knieorthesen:
ORMED.DJO
ORMED GmbH
Merzhauser Str.112
79100 Freiburg
Tel.: 0761-4566-01
Fax.:0761-4566-5501
E-Mail: info@ormed-djo.de
Internet: *ormed-djo.de*

Orthokin®-Therapie:
Hotline zur Arztsuche:
Tel.: 0211-38700700
Fax: 0211-38700710
E-Mail: info@orthokin.de
Internet: *www.orthokin.de*

Register